AF319866

L'ŒUVRE MÉDICO-CHIRURGICAL

Dr CRITZMAN, Directeur

Suite

DE

Monographies Cliniques

SUR

les Questions Nouvelles

en Médecine
en Chirurgie, en Biologie

N° 15
(publié le 20 mars 1899)

LE PRONOSTIC DES TUMEURS

BASÉ SUR

LA RECHERCHE DU GLYCOGÈNE

PAR

Le DR A. BRAULT

Médecin de l'hôpital Tenon,
Chef des travaux pratiques d'anatomie pathologique à la Faculté.

Chaque monographie séparément 1 fr. 25

PRIX DE L'ABONNEMENT A 10 MONOGRAPHIES : 10 FRANCS — ÉTRANGER : 12 FRANCS

—

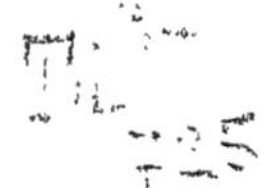

PARIS

MASSON ET Cie, ÉDITEURS

LIBRAIRES DE L'ACADÉMIE DE MÉDECINE
120, BOULEVARD SAINT-GERMAIN

—

1899

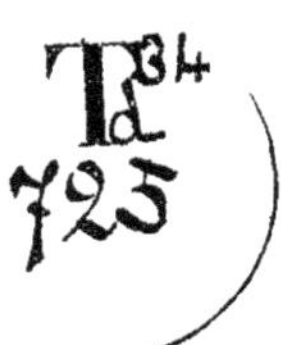

CONDITIONS DE LA PUBLICATION

La science médicale réalise journellement des progrès incessants ; les questions et découvertes vieillissent pour ainsi dire au moment même de leur éclosion. Les traités de médecine et de chirurgie, quelle qu'en soit l'étendue, quelque rapides que soient leurs différentes éditions, auront toujours grand'peine à se tenir au courant.

C'est pour obvier à ce grand inconvénient, auquel les journaux, malgré la diversité de leurs matières, ne sauraient remédier, que nous avons fondé, avec le concours des savants et des praticiens les plus distingués, un recueil de monographies dont le titre général, l'*OEuvre médico-chirurgical*, nous paraît bien indiquer le but et la portée.

La *Médecine* proprement dite, la *Thérapeutique*, la *Chirurgie* et *toutes les spécialités médicales* seront représentées dans notre collection. Les Sciences naturelles n'y seront pas non plus négligées. La *Zoologie* avec les questions de l'hérédité, la *Microbiologie* avec la sérothérapie et les problèmes de l'immunité, la *Chimie biologique* et les toxines trouveront une large place dans cette publication.

*Les **Monographies** n'ont pas de périodicité régulière.*

Nous publions, aussi souvent qu'il est nécessaire, des fascicules de 30 à 40 pages, dont chacun résume une question à l'ordre du jour, et cela de telle sorte qu'aucune ne puisse être omise au moment opportun.

Les Éditeurs acceptent des souscriptions payables par avance, pour une série de 10 monographies, au prix de 10 francs pour la France et 12 francs pour l'étranger.

Chaque Monographie est vendue séparément 1 fr. 25.

Monographies publiées

N° 1. **De l'Appendicite**, par le Dᵣ Félix Legueu, chirurgien des hôpitaux de Paris.

N° 2. **Le Traitement du mal de Pott**, par le Dᵣ A. Chipault, de Paris.

N° 3. **Le Lavage du sang**, par le Dᵣ F. Lejars, professeur agrégé, chirurgien des hôpitaux de Paris, membre de la Société de chirurgie.

N° 4. **L'Hérédité normale et pathologique**, par Ch. Debierre, professeur d'anatomie à l'Université de Lille.

N° 5. **L'Alcoolisme**, par A. Jaquet, privatdocent à l'Université de Bâle.

N° 6. **Physiologie et pathologie de la Sécrétion gastrique**, *suivie de la technique complète du cathétérisme de l'estomac et de l'examen méthodique du liquide gastrique*, par le Dᵣ A. Verhaegen, assistant à la Clinique médicale de Louvain.

N° 7. **L'Eczéma** (*Maladie parasitaire*), par le Dᵣ Leredde, chef de Laboratoire, assistant de consultation à l'hôpital Saint-Louis.

N° 8. **La Fièvre jaune**, par le Dᵣ J. Sanarelli, directeur de l'Institut d'hygiène expérimentale à Montévidéo.

N° 9. **Tuberculose rénale**, par le Dᵣ Tuffier, professeur agrégé à la Faculté de médecine de Paris, chirurgien de la Pitié.

N° 10. **L'Opothérapie** (*Traitement de certaines maladies par extraits d'organes animaux*), par MM. A. Gilbert, professeur agrégé à la Faculté de Paris, chef du Laboratoire de thérapeutique de la Faculté, et P. Carnot, docteur ès sciences, ancien interne des hôpitaux de Paris.

N° 11. **Les Paralysies générales progressives**, par le Dᵣ M. Klippel, médecin des hôpitaux de Paris.

N° 12. **Le Myxœdème**, par le Dᵣ G. Thibierge, médecin de la Pitié.

N° 13. **La Néphrite des saturnins**, par le Dᵣ H. Lavrand, professeur à la Faculté catholique de Lille.

N° 14. **Traitement de la syphilis**, par E. Gaucher, professeur agrégé à la Faculté de médecine de Paris, médecin de l'hôpital Saint-Antoine.

N° 15. **Le Pronostic des tumeurs**, *basé sur la recherche du glycogène*, par le Dᵣ A. Brault, médecin de l'hôpital Tenon, chef des travaux pratiques d'anatomie pathologique à la Faculté.

Adresser toutes les communications relatives à la rédaction à **M.** le **Dᵣ Gritzman**, avenue *Kléber, n° 45.*

LE PRONOSTIC DES TUMEURS

BASÉ SUR

LA RECHERCHE DU GLYCOGÈNE

PAR

Le Dʳ A. BRAULT

MÉDECIN DE L'HOPITAL TENON,
CHEF DES TRAVAUX PRATIQUES D'ANATOMIE PATHOLOGIQUE A LA FACULTÉ

I

INTRODUCTION

Il y a longtemps que l'histologie est taxée d'impuissance pour n'avoir pas su trouver la caractéristique anatomique de la malignité des tumeurs.

Ce reproche nous paraît excessif aujourd'hui, car, à l'époque où il fut formulé, on pensait qu'il devait exister des différences *morphologiques* appréciables entre les éléments des tissus normaux, ceux des tumeurs bénignes et plus encore ceux des tumeurs envahissantes.

Or, dans nombre de faits, ces différences n'existent pas. Il est par exemple de notion courante que la forme des cellules dans les épithéliomas à globes épidermiques est identique à celle des cellules du corps muqueux de Malpighi. Il y a plus : si l'on compare les éléments de deux épithéliomas ectodermiques de même siège et de même type anatomique, mais dont l'évolution est différente, l'un marchant plus vite que l'autre, le microscope n'indiquera pas de différences histologiques assez accusées pour en tirer d'indication pronostique.

En d'autres termes, la *forme* des cellules, leur disposition dans les travées épithéliales, leur agencement dans les globes épidermiques, seront les mêmes dans les deux cas. Les cellules mobilisées dans les ganglions ne présenteront pas davantage de caractères distinctifs.

Donc, la *morphologie cellulaire* ne fournit, dans la plupart des circonstances, aucun renseignement utilisable pour résoudre la question qui nous occupe.

Sans doute, le groupement des cellules sous forme de travées anastomosées ou de globes épidermiques, leur présence dans des régions où elles ne se rencontrent jamais à l'état normal, les rapports des végétations épithéliales avec les tissus qui les entourent, sont toutes conditions qui permettent d'affirmer l'existence d'une tumeur. Mais, les notions que peut fournir l'histologie s'arrêtent là ; elle n'est pas en mesure d'après les seuls caractères morphologiques des cellules de déterminer pour chaque tumeur un coefficient de gravité.

Il est également impossible de différencier morphologiquement les épithéliums cylindriques tapissant certains conduits glandulaires de ceux qui infiltrent les organes ou se greffent sur la paroi des vaisseaux lorsque les épithéliomas qui en dérivent viennent à se généraliser.

Le résultat négatif de ces diverses investigations s'explique aisément, si l'on accepte avec nous que la grande majorité des tumeurs se développent aux dépens des cellules fondamentales des organes, c'est-à-dire de cellules adultes, nettement différenciées, conservant leurs principaux attributs dans leurs migrations successives.

Cependant, tandis que l'examen histologique peut rester sans réponse, la clinique affirme que les conditions de développement sont absolument différentes d'une tumeur à l'autre. D'après cela, il est impossible, disent les cliniciens, que l'on ne constate pas du côté des cellules des modifications en rapport avec cette évolution variable. Et de fait, il en existe, mais il faut les chercher ailleurs que dans les altérations des *formes* cellulaires, souvent immuables, ainsi que nous venons de le dire.

Ces modifications correspondent à des mouvements intérieurs qui n'altèrent en rien la forme même des cellules, mais qui indiquent d'une façon précise l'exagération des phénomènes nutritifs.

On les observe dans deux groupes de faits : 1° lorsqu'il y a augmentation des échanges ; 2° lorsque les cellules sont sur le point de se diviser.

Depuis quelques années déjà ce dernier point est acquis. Les cellules en voie de multiplication se distinguent des cellules considérées dans le même organe, mais au repos, par les mouvements de la masse nucléaire. Les noyaux tantôt simples, tantôt muriformes ou arborescents, présentent les diverses phases de la division directe par scissiparité, ou par étirement. Ces procédés de division, très souvent observés dans les tumeurs, ne sont pas les seuls ; on y rencontre aussi de nombreuses figures karyokinétiques simples ou composées. Tous ces mouvements nucléaires aboutissent enfin à des cytodiérèses plus ou moins nombreuses donnant la mesure exacte de la puissance de développement des cellules néoplasiques.

Toutefois, une tumeur peut être encore très vivace, c'est-à-dire menaçante pour l'avenir, sans que ces changements d'état du côté des noyaux puissent être vérifiés. Même en ce cas les phénomènes d'assimilation sont nettement exagérés, la suractivité nutritive des cellules se traduit alors par l'accumulation des réserves alimentaires dont la plus importante est assurément le glycogène.

Nous avons mis ce second point en évidence dans une série de travaux (1). Il en ressort que l'apparition du glycogène dans les tumeurs prend une valeur d'autant plus grande que cette substance ne se rencontre jamais dans les tissus normaux ou les organes après la naissance, sauf dans le foie, les muscles et les cartilages. Si la glycogenèse est toujours excessivement accusée dans les tumeurs où se produisent des karyokinèses et des cytodiérèses nombreuses, elle est aussi très apparente alors que les mouvements des masses nucléaires sont à peine indiqués. Elle correspond donc à une fonction plus générale que la division des noyaux, et comme elle est exactement proportionnelle à l'intensité de développement des tumeurs, on peut, en se basant sur les variations qu'elle présente, tirer des conclusions fermes touchant le pronostic.

II

MÉTHODE DE RECHERCHE

La méthode employée pour mettre le glycogène en évidence n'exige qu'un petit nombre de manipulations. On remarquera cependant que les relations histologiques ne font jamais mention du glycogène dans les tumeurs. Cela tient en partie à l'extrême fragilité de cette substance. Le glycogène ne persiste en effet que dans les cellules en pleine activité. Il se détruit peu à peu dans les fragments de tissus ou d'organes séparés de leurs vaisseaux nutritifs ou privés de circulation; il abandonne les cellules hépatiques pendant le jeûne prolongé, les maladies fébriles et disparaît après la mort, mais dans un délai variable suivant les époques de l'année.

Cette particularité est spéciale au glycogène; pareille transformation ne s'observe pas sur les autres substances incluses dans le protoplasma. C'est-à-dire que les granulations albuminoïdes, les gouttelettes de graisse, les divers pigments se présentent à peu près avec le même aspect sur les

---

1. A. Brault, Sur la présence et le mode de répartition du glycogène dans les tumeurs, *Acad. d. sc.*, novembre 1894; — La glycogenèse dans les tumeurs, *Archiv. d. Sc. méd.*, n^{os} de mai, juillet, septembre 1896; — La glycogenèse dans les tissus pathologiques, Essai sur le déterminisme de la glycogénie cellulaire, *Congrès de Moscou*, août 1897; — La glycogenèse dans l'évolution des tissus normaux et pathologiques, *Presse méd.*, janvier 1898; — La production du glycogène dans les tissus qui avoisinent les tumeurs, *Arch. gén. de méd.*, janvier 1899, 2e série.

fragments récemment séparés du corps par opération ou sur les tumeurs prélevées dans les autopsies.

Ces notions préliminaires établissent la grande instabilité du glycogène.

Mais, la vraie raison pour laquelle le glycogène n'a pas été mentionné dans les tumeurs, c'est qu'il n'a presque jamais été recherché, car, nous le répétons, la méthode d'examen est élémentaire.

Depuis les expériences de Claude Bernard, nous savons que si le glycogène se détruit spontanément ou en présence de l'eau, il est coagulé par l'alcool. C'est donc à ce réactif qu'il convient d'avoir recours tout d'abord, et voici le procédé que nous recommandons : Prélever sur une tumeur un fragment de deux à cinq millimètres d'épaisseur dont toutes les parties seront rapidement fixées par le réactif. Après vingt-quatre heures de séjour dans l'alcool, pratiquer des coupes qui seront soumises à l'action de la gomme iodée.

Toute la méthode se réduit à ces deux opérations principales. Après les avoir sommairement indiquées, nous allons en décrire les principaux temps.

1° FIXATION PAR L'ALCOOL. — Théoriquement, les fragments doivent être plongés dans l'alcool absolu, mais il faut savoir que dans la pratique on obtient des résultats tout aussi satisfaisants en se servant d'une assez grande quantité d'alcool à 95°-92° et même 90°.

Il suffit que le fragment soit suspendu à la partie supérieure du liquide pour être rapidement pénétré de toutes parts. Par conséquent, l'épaisseur du fragment doit être faible, 2 à 5 millimètres environ, tandis que sa surface peut être assez étendue, soit 2 à 3 centimètres en longueur sur 1 centimètre et plus en largeur.

Il peut être très avantageux en effet d'étudier la répartition du glycogène sur de grandes coupes et de constater les modifications que subissent les parties saines qui confinent à la tumeur.

Après vingt-quatre heures de séjour dans l'alcool, la fixation est suffisante. Si de plus la pièce à examiner présente une consistance assez ferme, elle peut être immédiatement montée et débitée en coupes sur le microtome à chariot. Si la consistance est trop faible, la pièce sera incluse dans le collodion par les procédés habituels. A cela aucun inconvénient, puisque l'éther, pas plus que l'alcool, ne dissout le glycogène.

2° ACTION DE LA GOMME IODÉE SUR LES COUPES. — Les préparations doivent être reçues dans un cristallisoir rempli d'alcool absolu ou d'alcool à 95°. Il est essentiel en effet d'éviter le contact des coupes avec des liquides capables de dissoudre ou d'altérer le glycogène. A peine disposées sur les lames, les coupes doivent subir une demi-dessiccation pour assurer leur adhérence et les débarrasser de leur excès d'alcool.

Puis on fait agir sur elles la gomme iodée. Pour la préparer on peut utiliser la formule suivante : Dissoudre dans 30 à 40 grammes d'eau 10 grammes d'iodure de potassium et 1 gramme d'iode. Puis, ajouter peu à peu 200 grammes d'une solution de gomme sirupeuse en assurant le mélange intime, au moyen d'un agitateur. On voit d'après cela que sauf sa consistance cette solution se rapproche sensiblement par sa teneur en iode du liquide de Gram.

L'adjonction de la gomme est rendue nécessaire par cette observation que le glycogène ne subit en sa présence aucune modification, tandis que dans une solution aqueuse iodo-iodurée il finit par disparaître.

La gomme, en perdant son eau, reste transparente et, dès le lendemain, la préparation peut être examinée sans être recouverte. Si l'on veut obtenir une préparation persistante, il suffira d'étendre sur la coupe une légère couche de gomme iodée fraîche et de recouvrir d'une lamelle. Celle-ci sera lutée ou non.

L'iodure de potassium en excès à la dose de 10 à 15 grammes pour 250 grammes de gomme a pour but d'empêcher la dessiccation d'être trop rapide, et la préparation de se fendiller. On peut arriver au même résultat en ajoutant à la solution 1 à 2 p. 100 de glycérine.

Lorsque la gomme iodée a pénétré la préparation, on reconnaît immédiatement le glycogène à sa coloration brun acajou se détachant sur un fond jaune uniforme. Toutes les parties étant facilement reconnaissables, on localise la substance amylacée dans les cellules qui en contiennent.

La fixation des tumeurs par l'alcool représente le procédé de choix; aussi est-ce le seul que nous indiquerons. C'est le plus expéditif et le plus pratique, car il permet au bout d'un ou deux jours d'examiner de nombreux points d'une tumeur, en faisant, si on le juge préférable, des coupes à main levée.

Sur ces coupes, même irrégulières, on obtient les renseignements les plus utiles, car on juge à première vue de la répartition générale et de la quantité proportionnelle du glycogène contenu dans les cellules. En résumé, cette méthode mérite d'entrer dans la pratique courante, car elle est d'une application aussi simple que celle qui permet de mettre en évidence la dégénérescence amyloïde par la solution iodo-iodurée ou le violet de Paris. Elle est destinée, suivant nous, à prendre dans l'examen des tumeurs une importance comparable à celle que l'on accorde en séméiotique à la recherche de l'albumine ou du sucre.

III

EXAMEN DES TUMEURS

Toutes les tumeurs sans exception peuvent contenir du glycogène, aussi bien celles d'origine connective que les tumeurs épithéliales.

Il n'y a donc pas de distinction à faire à ce point de vue entre les anciens cancers et les sarcomes. La glycogenèse s'y montre identique, car elle répond aux mêmes besoins. Mais, suivant le type histologique des tumeurs elle présente certaines particularités utiles à connaître. Il faut les signaler dans les variétés suivantes :

A. Épithéliomas ectodermiques.

B. Épithéliomas à cellules cylindriques.

C. Épithéliomas glandulaires.

D. Sarcomes. — Lymphadénomes.

E. Chondromes.

F. Tumeurs composées.

G. Tumeurs bénignes (lipomes, myxomes, fibromes, myomes, angiomes papillomes, adénomes, kystes).

A. — ÉPITHÉLIOMAS ECTODERMIQUES

Il faut comprendre dans cette catégorie tous les épithéliomas nés à la surface de la peau ou des muqueuses en continuité avec elle, c'est-à-dire répondant au type des épithéliums stratifiés.

Une tumeur de petit volume doit être fixée dans sa totalité; une tumeur de grande dimension sera débitée en fragments assez étendus pour empiéter sur les parties saines.

Quels que soient d'ailleurs le volume et le siège primitif de la tumeur, l'examen histologique ne nous donnera que des notions insuffisantes sur la vitalité des cellules qu'elle contient. La réaction glycogénique les complétera rapidement.

En effet, sur les épithéliomas qui évoluent avec lenteur on trouve une minime quantité de glycogène; un grand nombre de globes épidermiques n'en contiennent pas. Les cellules qui en renferment occupent la périphérie ou la partie moyenne des globes; les cellules kératinisées du centre en sont dépourvues.

La tumeur a-t-elle au contraire une marche rapide, la glycogenèse s'y manifeste activement. Dans ce dernier cas, l'épithélioma affecte surtout la disposition en larges travées cellulaires anastomosées, dans lesquelles les globes épidermiques sont moins nombreux que dans les variétés à marche lente.

Lorsque les épithéliomas forment à la surface de la peau ou des muqueuses de vastes tumeurs bourgeonnantes, la proportion du glycogène inclus est considérable. Vers la périphérie des masses épithéliales, à la limite des tissus sains, les gouttelettes de glycogène sont assez nombreuses pour que les contours de la tumeur soient exactement dessinés par la réaction de l'iode sur la substance amylacée.

L'augmentation du néoplasme se produisant aussi par la prolifération de masses cellulaires au centre de la tumeur, on y trouve d'abondantes réserves de glycogène.

En somme, dans tous les points où l'épithélioma est en progression, la réaction est positive, de sorte que l'examen rapide d'une coupe permet de discerner les *principaux centres* de multiplication cellulaire.

Pendant que ces modifications se produisent, les tissus envahis par la tumeur paraissent indifférents. Ils restent uniformément teintés en jaune clair sans présenter la moindre réaction glycogénique, sauf les exceptions que nous signalerons plus loin. Il y a sous ce rapport une opposition constante entre l'épithélioma qui se développe et le tissu qui se laisse envahir; c'est pour cela que dans les tumeurs à développement rapide la ligne de séparation est si tranchée et beaucoup plus nettement indiquée par la réaction de l'iode sur le glycogène que par n'importe quelle autre méthode de coloration.

Des amas de cellules remplies de glycogène se trouvent ainsi au contact de faisceaux connectifs, d'artères, de veines, de nerfs, de muscles dont l'aspect n'a pas varié.

C'est là une disposition que nous retrouverons dans toutes les autres variétés de tumeurs. Elle est caractéristique, car les colonies de cellules glycogénées déterminent sur les parties environnantes une sorte d'*empreinte* d'une netteté de contour peu commune. Cette apparence prend une valeur d'autant plus grande que les tissus dans lesquels l'épithélioma se généralise présentent peu de troubles réactionnels. Or, la réaction inflammatoire fait surtout défaut dans les tumeurs à marche rapide.

Les considérations précédentes peuvent être étendues aux tumeurs à peine formées. Nous avons pu le constater maintes fois et rappellerons à titre de mémoire quelques épithéliomas de petit volume observés sur le cuir chevelu, l'amygdale, les cordes vocales, le col utérin, le périnée. La nature de chacune de ces tumeurs avait été préalablement déterminée par l'examen histologique, qui seul suffit, nous le savons, puisque le groupement cellulaire est toujours le même pour chaque variété. Ce premier point élucidé, il faut chercher sur les coupes comment se comportent les différentes parties au point de vue glycogénique. Or, dans la série des faits énumérés plus haut, la réaction par l'iode fut extrêmement énergique dès l'apparition de la tumeur. On put en particulier sur une excroissance amygdalienne dont la nature était douteuse, établir en même temps la nature épithéliale de la néoformation, son énergie cellulaire d'après la grande quantité de glycogène accumulé dans les prolongements épithéliaux détachés de la partie profonde de la muqueuse. L'évolution ultérieure démontra le bien fondé de cette opinion, puisque la repullulation fut extrêmement rapide et que la mort survint dans les six mois qui suivirent.

Les épithéliomas les plus stables en apparence, variétés à globes épidermiques, présentent par circonstance une exacerbation dans leur marche alors qu'ils avaient évolué assez lentement jusque-là. Ce changement d'état se traduit par l'apparition du glycogène dans les globes épidermiques. On peut le vérifier sur la plupart des cancroïdes développés à la surface de la peau; on le constatera non moins nettement dans les organes profonds secondairement envahis. Un des faits les plus curieux de ce genre, nous a été fourni par une tumeur utérine consécutive à un épithélioma des parois vaginales. L'utérus était quintuplé de volume; sa cavité extrêmement distendue était comblée de détritus cellulaires et d'écailles épidermiques. Les parois étaient infiltrées jusqu'au niveau du bas-fond ; à peine restait-il un millimètre de substance musculaire formant une sorte de membrane d'enveloppe. Tous les globes épidermiques rangés le long de cette membrane avaient pris sous l'action de l'iode une teinte acajou foncé, le muscle situé en dehors avait conservé sa couleur normale.

Les mêmes modifications peuvent être constatées dans l'intérieur des ganglions. C'est un motif de plus pour en recommander l'examen systématique. Cet examen est surtout utile à pratiquer lorsque les tumeurs sont en voie de destruction ou d'élimination incessantes. En pareille circonstance, le glycogène trouvé sur les masses épithéliales intraganglionnaires constitue le seul élément d'appréciation pour le pronostic.

On ne peut s'étonner de trouver une glycogenèse abondante dans les ganglions, aussi bien qu'à la périphérie des tumeurs en contact avec les tissus normaux, puisque chaque colonie nouvelle de cellules peut être comparée à une tumeur qui débute.

Les causes d'erreur dans la recherche du glycogène sur les épithéliomas ectodermiques sont assez utiles à connaître ; nous nous y arrêterons quelques instants.

Une première catégorie comprend les tumeurs d'ancienne date, en état d'équilibre nutritif et dont le glycogène est utilisé, les épithéliomas vivent alors comme des tissus adultes ; une seconde catégorie correspond à l'ensemble des tumeurs ulcérées ou gangrenées dans lesquelles se développent des fermentations et des réductions chimiques incessantes. Le glycogène se trouve relégué dans les parties périphériques de la tumeur ou dans des noyaux erratiques, occupant soit les ganglions, soit une région très éloignée du siège primitif de l'épithélioma.

L'appréciation de la quantité relative du glycogène inclus réclame en ce dernier cas des recherches assez minutieuses. Il suffit d'être averti pour reconnaître la nécessité d'un examen complémentaire.

Il est non moins important de ne pas attribuer à la tumeur que l'on étudie le glycogène déposé dans les parties environnantes. Cette particularité se présente surtout dans l'évolution des épithéliomas ectodermiques. On remarquera par exemple que la peau dans une certaine étendue, les gaines des poils, plus rarement les glandes sébacées et les glandes sudoripares, contiennent une certaine quantité de glycogène déposé dans leurs cellules.

D'après la description précédente, on pourrait être amené à croire que toutes ces parties peuvent être à un moment donné autant de centres de formations cellulaires pour l'accroissement d'un épithélioma. Il n'en est rien. Sur des coupes assez étendues on remarque que la zone d'influence d'une tumeur sur les parties voisines ne dépasse pas une certaine étendue à partir de laquelle l'épiderme, les follicules pileux, les glandes sébacées et les glandes sudoripares ne contiennent plus de glycogène ; c'est sans doute par une sorte d'action de présence ou d'irritation de voisinage que toutes les tumeurs nées dans l'épaisseur du derme provoquent ces curieuses métamorphoses nutritives.

Quelques faits semblent le prouver. Lorsque par exemple le derme est occupé par une tumeur de nature bénigne, tel un angiome, ou par une néoplasie infectieuse d'ordre parasitaire (tuberculose, syphilis), l'épiderme, les glandes sébacées et sudoripares présentent des modifications comparables à celles que nous venons de décrire. Cela indique avec quelle facilité toutes ces parties élaborent le glycogène.

Comment par suite ne pas commettre d'erreur? En s'appuyant sur cette règle que l'épiderme, les glandes de la peau, les gaines des poils ne présentent jamais ces modifications nutritives spontanément. La présence du glycogène dans toutes ces parties est toujours justifiée par le voisinage d'une tumeur ou d'une inflammation chronique. Le doute subsiste-t-il, le microscope saura distinguer les parties normales dont la nutrition est exaltée des masses néoplasiques dont le groupement cellulaire est tout différent.

B. — ÉPITHÉLIOMAS A CELLULES CYLINDRIQUES

Maintenant que nous est connue cette propriété des épithéliums pavimenteux stratifiés de présenter une glycogenèse assez active sous l'influence d'une irritation provoquée par une tumeur de voisinage, nous serions peut-être en droit de contester l'importance de la glycogenèse observée dans les épithéliomas eux-mêmes.

Cette objection n'aurait pas grande portée, car la glycogénie des tumeurs est toujours indépendante de celle des revêtements épithéliaux et se renouvelle dans les noyaux secondaires à toute distance de la tumeur primitive.

Il existe d'ailleurs des exemples plus démonstratifs. A cet égard l'étude des épithéliomas à cellules cylindriques ne laisse rien à désirer. On sait qu'à l'état normal les épithéliums cylindriques ne contiennent aucune trace de glycogène, et que dans l'ordre des faits pathologiques les inflammations et les irritations à distance restent sans effet. Nous avons très fréquemment remarqué, par exemple, que, tandis que les épithéliomas du col utérin produisent du côté de la muqueuse vaginale une glycogenèse abondante, les glandes à épithélium cylindrique de la cavité cervicale en contiguïté avec les bourgeons cancéreux n'en présentaient jamais. De même les épithéliomas pavimenteux du plancher buccal peuvent s'infiltrer entre les glandes salivaires, pénétrer même dans l'intérieur de glandes volumineuses comme la sous-maxillaire, sans déterminer la moindre réaction glycogénique. Si l'on étudie en regard les épithéliomas à cellules cylindriques développées sur les mêmes parties, la glycogenèse nous apparaîtra comme une fonction nouvelle du plus haut intérêt.

Ici, comme dans la catégorie précédente, il faut, si l'on veut obtenir des résultats positifs et comparables, ne faire porter l'examen que sur des tumeurs recueillies fraîches et récemment opérées. Soit un épithélioma du corps de l'utérus. La disposition générale en est présente à l'esprit : celle de cavités irrégulières dont les contours, au lieu d'être exactement arrondis comme dans la plupart des tumeurs à épithélium cylindrique, sont frangés par places, ou présentent en certains points des invaginations pénétrant plus ou moins loin dans le tissu environnant. La cavité dans son ensemble ainsi que ses inflexions est recouverte d'un épithélium cylindroïde parfaitement net. Ces épithéliums proviennent des glandes utérines normales, mais les cavités récemment formées ont bientôt perdu toute connexion avec les glandes elles-mêmes et restent isolées au milieu des faisceaux musculaires.

Sur certaines de ces tumeurs la quantité de glycogène contenue dans les cellules cylindriques est considérable.

Le revêtement épithélial des cavités se trouve ainsi coloré en rouge brun, tandis que le tissu normal de la paroi utérine, tissu conjonctif et faisceaux musculaires, conserve une teinte jaune clair uniforme. La tumeur dans sa disposition générale se trouve ainsi dessinée par l'iode. Lorsque les cellules cylindriques qui tapissent les cavités sont étagées sur plusieurs couches, la bordure teintée par l'iode s'accentue davantage et fait sur le fond de la préparation un relief très marqué.

Cette réaction est absolument caractéristique de l'épithélioma du corps de l'utérus, car on ne l'observe jamais sur les glandes utérines hypertrophiées et dilatées au cours des métrites. Mais, si elle présente quelque utilité pour le diagnostic, dans les cas douteux, elle offre un intérêt plus immédiat encore en donnant la mesure exacte de l'énergie cellulaire et de la puissance de prolifération de la tumeur.

Vers les parties périphériques le contour des cavités épithéliales est d'une netteté telle qu'on le croirait ciselé dans le muscle par un stylet tranchant. Pour les personnes peu versées encore dans les études histologiques, de pareilles images sont les plus saisissantes que l'on puisse indiquer. Elles donnent une excellente idée de la notion biologique que nous voulons dégager de cette étude. Par elles on rend visible pour ainsi dire l'énergie cellulaire, on observe la tumeur en marche dans la toute-puissance de son développement. L'exaltation des actes nutritifs de la cellule se trouve exactement traduite par la proportion du glycogène inclus.

Abandonnons au contraire dans l'eau les coupes d'un épithélioma de l'utérus en laissant au glycogène le temps de disparaître, l'iode restera sans effet, les images seront muettes, la tumeur sera pour ainsi dire sans physionomie, elle aura perdu son expression de tissu vivant.

Mesurer l'énergie d'une tumeur, établir son coefficient glycogénique, c'est immédiatement en tirer le pronostic, ce qu'aucune autre méthode ne peut donner avec une telle précision.

Ces idées générales conduisent dans la pathologie de l'utérus à quelques indications pratiques.

On peut en effet, utilisant le procédé que nous indiquons, avoir sur une tumeur des renseignements très complets sans recourir à l'opération radicalc; un simple curettage suffit. Les fragments du tissu morbide détachés par la curette sont tout d'abord fixés par l'alcool ainsi qu'il a été dit précédemment, puis inclus dans le collodion. L'inclusion est indispensable à cause de la friabilité des portions de la tumeur saillantes dans la cavité utérine.

Les coupes sont ensuite traitées par la gomme iodée et l'on obtient alors des figures semblables à celle que nous avons représentée (*Arch. d. sc. méd.* Tom. Ier, fig. 1, pl. 16).

Histologiquement aucune lésion inflammatoire des glandes utérines ne reproduit cette apparence; le diagnostic est donc de suite établi; de plus l'accumulation du glycogène est telle que le pronostic en découle naturellement.

Les épithéliomas à cellules cylindriques de la parotide et du sein donnent des résultats comparables. Ces tumeurs, assez fréquentes dans la parotide, plus rares dans le sein, présentent souvent l'aspect de fines dentelles où les cellules chargées de glycogène forment des blocs compacts insérés sur travées conjonctives d'une extrême délicatesse. La trame est parfois tellement fine que les cellules gonflées de glycogène paraissent se toucher sans interposition d'un tissu de soutènement.

Les épithéliomas développés le long du tractus gastro-intestinal ont des formes plus communes. Les cellules tapissent habituellement des cavités sphériques dont la coupe représente un cercle parfait, ou toute autre figure rappelant malgré ses déformations la disposition circulaire.

Il est rare que sur ces tumeurs le glycogène soit très abondant et uniformément réparti. Cela tient à l'évolution relativement lente de ces néoplasmes dont un grand nombre présentent la consistance squirrheuse. En outre, les couches superficielles de la tumeur sont constamment souillées par des produits de fermentation. Est-ce là le vrai motif de l'absence du glycogène dans les parties superficielles, nous ne pouvons cependant l'affirmer. La répartition du glycogène dans les épithéliomas du tube digestif doit donc être recherchée avec la plus grande attention et sur des points assez distants l'un de l'autre.

Dans les formes lentes et indurées du cancer de l'estomac, de l'intestin, du rectum, le glycogène se trouve localisé dans les parties profondes sur les épithéliums qui tapissent les cavités interposées aux faisceaux musculaires.

Mais dans certaines formes plus rapides on peut trouver du glycogène dans toute la hauteur; nous l'avons constaté sur plusieurs épithéliomas du tube digestif.

Toutes les variétés du cancer gastrique doivent être examinées à ce point de vue. La glycogenèse nettement constatée même sur des tumeurs de faible dimension permet de porter un pronostic défavorable.

Il est certain, d'autre part, que si au cours d'une opération on découvre un cancer gastrique assez étendu, on porte sur-le-champ un pronostic des plus sévères et l'on affirme la récidive dans un très bref délai ; cependant il vaut mieux compléter cette première impression par la recherche du glycogène.

Il n'y a pas en effet de rapport constant entre l'étendue d'une tumeur et la proportion du glycogène qu'elle renferme. Un cancer gastrique de la variété dite colloïde peut occuper une grande surface à ne contenir qu'une faible quantité de matière amylacée. On a toute raison de croire alors qu'il s'est développé lentement, et qu'il se comporte comme les tissus adultes dans lesquels les échanges nutritifs se produisent sans nécessiter l'emmagasinement de réserves alimentaires.

Ces tumeurs toutefois ne sont au repos qu'en apparence et dans quelques-unes de leurs parties ; ailleurs la glycogenèse réapparaît. De plus nous avons montré qu'il était indispensable de pratiquer non seulement l'examen de la tumeur mais celui des ganglions situés à toute distance. En effet, les noyaux cancéreux propagés aux ganglions peuvent être aussi riches en glycogène que la tumeur principale en est peu fournie. Ceci indique un déplacement de l'activité cellulaire, les cellules épithéliales transplantées loin de leur centre d'origine offrant une exaltation des phénomènes biologiques qui contraste avec le repos apparent de la tumeur primitive. Au point de vue pronostique la réponse est la même. Dès l'instant où en un point quelconque d'une tumeur étudiée dans son centre ou dans ses foyers d'irradiation on constate une glycogenèse abondante on doit redouter la généralisation ou tout au moins l'accélération de leur marche.

Les épithéliomas à cellules cylindriques de la vésicule biliaire, des canaux hépatiques, des voies d'excrétion du pancréas, présentent les mêmes particularités.

C. — ÉPITHÉLIOMAS GLANDULAIRES

Cette classe comprend des tumeurs très différentes d'aspect, nées dans l'intimité des glandes, au niveau des culs-de-sac glandulaires et des épithéliums sécréteurs. Les épithéliomas des deux premières catégories tirent au contraire leur origine des épithéliums de revêtement : peau, muqueuses, conduits d'excrétion.

Le groupe des épithéliomas glandulaires n'appartient pas cependant à ce que l'on est convenu d'appeler une classification naturelle : il est assez arbitrairement construit et rassemble des productions que l'on ne peut réellement distinguer qu'en les rapportant à leurs tissus d'origine. De sorte qu'en réalité il existe un type mammaire, un type ovarien, un testiculaire, un parotidien, un thyroïdien, un hépatique, un rénal.

Pour les besoins de notre démonstration, il est inutile de les passer tous en revue ; nous choisirons simplement quelques exemples, le même raisonnement pouvant s'appliquer à l'ensemble des faits. Déjà nous avons montré que les épithéliomas à cellules cylindriques du sein et de la parotide évoluaient comme les tumeurs similaires de l'utérus, de l'estomac, de l'intestin, etc. Dans la mamelle, l'épithélioma à cellules cylindriques est assez rare, le plus fréquent correspond à l'épithélioma d'origine acineuse formé par des cellules cuboïdes ou polyédriques. Un grand nombre de tumeurs de cette dernière variété. sont dures et rétractées, ce sont les squirrhes, c'est-à-dire les tumeurs les plus communes de la mamelle.

Ainsi que la clinique l'établit, les squirrhes ont une marche lente et peuvent rester stationnaires pendant des mois et des années. Sur eux la réaction glycogénique peut manquer, mais pas constamment. Vers la périphérie des masses centrales, et dans les prolongements fibreux qui rayonnent à travers les îlots de graisse, on trouve des traînées de cellules nettement glycogénées. Sur les cancers en apparence éteints il existe donc des cellules encore actives ; voilà qui peut nous expliquer bien des faits de réviviscence spontanée ou post-opératoire lorsqu'on vient à mobiliser des cellules jusqu'alors maintenues par un tissu conjonctif très serré.

Dans les tumeurs plus molles, plus riches en cellules, on suit l'infiltration épithéliomateuse dans toutes les directions jusque dans l'épaisseur des lobules adipeux. La quantité de glycogène inclus est souvent très accusée et l'on obtient avec l'iode de curieuses figures où les vésicules adipeuses sont séparées les unes des autres par des traînées de cellules dont le protoplasma teinté en rouge brun se détache avec vigueur sur le fond blanc des gouttelettes de graisse.

Enfin les épithéliomas très végétants, dits encéphaloïdes, présentent des régions étendues remplies de matière amylacée. En ces points, le stroma est relativement grêle, la tumeur n'offre pas l'aspect lacunaire ou alvéolaire. Les cellules sont au contraire groupées en amas considérables sans interposition de tissu conjonctif.

Si l'examen d'une tumeur mammaire est resté négatif au point de vue de la recherche du glycogène, il ne faut pas se hâter de porter un pronostic favorable et de supposer que la. récidive n'aura pas lieu dans un délai très rapproché. Un examen complémentaire doit être pratiqué du côté des ganglions où les colonies cellulaires importées sont souvent beaucoup plus actives.

Dans l'enquête que l'on est obligé de faire lorsque l'on veut baser son pronostic sur des éléments sérieux, il ne faudrait omettre l'examen d'aucune des régions où le cancer a pu se propager. Malheureusement, les foyers d'infection secondaire sont souvent insoupçonnés et fréquemment inaccessibles.

Dans la pratique, la recherche du glycogène se bornera presque toujours à la tumeur primitive du sein et à quelques ganglions infectés.

Les épithéliomas développés dans les autres organes accessibles au chirurgien prêtent aux mêmes considérations. Parmi les formes anatomiques les plus répandues, on doit surtout distinguer les variétés carcinomateuses analogues au squirrhe du sein. L'*ovaire* donne fréquemment lieu à des tumeurs de ce genre. Elles se caractérisent en histologie par la disposition dite alvéolaire, résultant de l'écart des faisceaux conjonctifs par les cellules néoformées.

Il arrive assez fréquemment que d'un alvéole à l'autre le nombre des cellules varie, en sorte que la tumeur ressemble à une glande dans laquelle les cellules seraient rangées sans ordre. La réaction glycogénique souligne cette disposition, colorant en brun foncé les petits amas cellulaires, en jaune uniforme le réseau fibreux qui constitue la trame de la tumeur.

Sous cet aspect les cancers se distinguent de toutes les autres productions morbides auxquelles les épithéliums participent. On ne rencontre jamais de figures semblables dans les inflammations, et comme, d'autre part, les mêmes épithéliums ne contiennent jamais à l'état normal la moindre trace de glycogène, il est absolument certain que, dans tous les épithéliomas affectant la disposition dite carcinomateuse, les cellules groupées dans les interstices du tissu fibreux représentent les seuls éléments actifs. La glycogenèse est limitée à ces cellules, les cellules plates du tissu conjonctif n'offrant aucune modification.

Ce détail histogénique démontre que les interstices du tissu conjonctif sont occupés par des cellules épithéliales importées en plein développement.

Sur des coupes de cancer du sein la filiation cellulaire est facile à rétablir, puisque fréquemment à la périphérie des lobules altérés, on constate la pénétration des cellules épithéliales dans le tissu fibreux consécutivement à la rupture des acini ou de la paroi des canalicules galactophores de diverses grandeurs.

Les cancers glandulaires sont dans bien des circonstances plus vivaces encore, ainsi qu'on peut le constater sur le rein et le testicule. Pendant une longue période de leur développement on les voit constitués par des cavités tapissées d'épithéliums soit cylindriques, soit cubiques, clairs ou grenus, disposés sur une ou plusieurs couches. Les cavités ressemblent à des tubes ou canaux considérablement agrandis. Et de fait, au début, la néoformation épithéliale est nettement intra-canaliculaire. Les masses cellulaires sont avides de glycogène, l'iode y détermine une réaction violente surtout appréciable à la périphérie des bourgeons au contact de la substance rénale respectée.

On sait qu'en augmentant de volume les épithéliomas du rein arrivent jusque sous la capsule épaissie. Dans cette zone d'induration on retrouve des tubes déformés et des glomérules complètement fibreux.

Très souvent les veines et les lymphatiques, plus souvent les veines de la capsule contiennent, même à grande distance, des bourgeons cancéreux formés de cellules épithéliales obstruant complètement leur cavité. L'iode communique à ces amas cellulaires la teinte acajou caractéristique, et comme ces thromboses cancéreuses sont complètement isolées dans un tissu dont la coloration est uniforme, elles font une tache qui attire immédiatement l'attention.

Tous ces détails montrent quel besoin de glycogène présentent les cellules des tumeurs épithéliales et quelle est leur gravité lorsqu'on les voit aussi exubérantes de vie dans les vaisseaux eux-mêmes.

Les épithéliomas du testicule à marche rapide sont plus glycogénés encore.

Nous pourrions continuer cette série sans grande utilité, puisqu'il faudrait répéter des arguments de même ordre. Nous ne nous sommes adressés d'ailleurs qu'aux seuls organes dont les tumeurs pouvaient être extirpées chirurgicalement, c'est-à-dire dans des conditions d'intégrité absolue.

Bien que les mêmes phénomènes s'observent sur les épithéliomas des organes profonds tels que le foie, le pancréas, les poumons, le cœur et le cerveau, il n'y a pas lieu de nous en occuper ici. Nous ne devons envisager actuellement les épithéliomas qu'au seul point de vue du pronostic, pour déterminer si une tumeur récemment opérée présente quelque menace de récidive et dans quelles conditions de rapidité.

D. — SARCOMES, LYMPHADÉNOMES

Il est intéressant de constater que les lois de la glycogenèse s'appliquent aussi bien aux sarcomes et aux lymphadénomes qu'aux épithéliomas. Cette constatation, toute curieuse qu'elle soit, ne saurait surprendre. Cliniquement en effet, sarcomes et épithéliomas sont chaque jour confondus; pièces en main la distinction n'est pas toujours possible. L'évolution du tissu morbide, la marche générale de l'affection prouvent que ces néoformations ont certaines propriétés communes. L'histologie elle-même, tout en montrant que les sarcomes et les épithéliomes sont des produits distincts, établit d'autre part qu'ils sont constitués par des groupements cellulaires dont la reproduction illimitée n'aboutit jamais à l'édification d'un tissu définitif.

Sans doute, en étudiant les détails de structure de ces tumeurs, on remarque que les épithéliomas sont privés de vaisseaux, tandis que les sarcomes sont constitués par des agglomérations cellulaires ayant leurs vaisseaux propres servant de supports et d'axes d'orientation aux éléments de la tumeur. Mais, ce sont là des attributs secondaires; de toute façon les sarcomes et les épithéliomes, contrairement aux tissus inflammatoires, se présentent à nous comme des tissus irréguliers rappelant par plus d'un côté les tissus normaux de l'organisme, mais s'en différenciant en ce que leur reproduction paraît pouvoir se poursuivre sans limite et sans fin. Donc *a priori*, et toujours en opposition avec ce que l'on observe du côté des tissus de réaction pure (tissus inflammatoires aigus ou chroniques), leurs propriétés *biologiques* doivent être identiques.

Au point de vue de la glycogenèse, les sarcomes peuvent être étudiés dans la continuité des membres ou dans les organes. Cela est de peu d'importance, puisque de toute façon ils se développent aux dépens des tissus connectifs. Que le point d'origine soit le tissu conjonctif sous-cutané, les aponévroses intermusculaires, les enveloppes des nerfs, les séreuses, les cloisonnements fibro-vasculaires des glandes et des organes, le développement suit les mêmes lois.

Prenons l'exemple d'un sarcome de la région cervicale et supposons qu'on ait pu suivre la tumeur dès son début et constater qu'elle a subi dans les derniers temps un accroissement rapide. La réaction glycogénique apparaîtra aussitôt que l'iode sera mis en présence des coupes. De même que dans les épithéliomes, le glycogène sera déposé dans les cellules à l'état de gouttelettes plus ou moins volumineuses, en assez grand nombre parfois pour dissimuler le noyau.

Dans toute tumeur de ce genre la répartition du glycogène est extrêmement variable. Elle peut être étendue à la tumeur entière ou ne s'observer que par îlots aussi bien vers la périphérie que dans le centre, ces localisations variables indiquent nettement que l'accroissement se fait par foyers discontinus.

Nous avons observé dans la continuité des membres des sarcomes à marche rapide présentant une énorme accumulation de glycogène. Les types histologiques correspondaient tantôt au sarcome à cellules fusiformes, tantôt au sarcome à cellules obrondes ou plus exactement polyédriques, que l'on appelle aussi sarcome globo-cellulaire.

Il existe des faits tout aussi probants concernant des sarcomes des régions les plus diverses. Citons au hasard celui d'une tumeur de consistance assez ferme dont un prolongement faisait saillie dans la cavité buccale entre la joue et la gencive; le sinus maxillaire paraissait distendu et le plancher de l'orbite quelque peu soulevé. Un fragment de cette tumeur fut reconnu pour un sarcome à cellules fusiformes; la plupart des éléments contenaient du glycogène en grande quantité.

Signalons ensuite les sarcomes des glandes, qui presque tous donnent des résultats confirmatifs. Parmi les plus communs, se trouvent les sarcomes du *testicule*. On les voit en quelques mois acquérir un volume considérable. Ceux que nous avons étudiés correspondaient à la variété globo-cellulaire (sarcomes à cellules obrondes ou polyédriques). Le glycogène était uniformément répandu dans toute la tumeur aussi bien dans le centre que sous l'albuginée.

A l'œil nu, ces sarcomes étaient de coloration blanchâtre, légèrement rosée, le tissu en était translucide, en aucun point on ne voyait de cellules en voie de destruction. Nous avons fait remarquer à plusieurs reprises qu'une pareille tumeur contenait en apparence plus de glycogène que le foie et qu'il y aurait le plus grand intérêt à en pratiquer le dosage exact.

Les sarcomes des organes profonds sont analogues à ceux du testicule; dans le rein les variétés à cellules fusiformes et à grandes cellules sont assez fréquentes. Le glycogène se rencontre en abondance sur toutes les tumeurs récemment opérées.

Enfin, il n'est pas jusqu'au sarcome des os dont l'intensité de développement ne puisse être mesurée par la teneur en glycogène. Rappelons à ce sujet un sarcome myéloïde du radius dont nous avons donné quelques reproductions. Parti du canal central de l'os, il avait détruit la diaphyse. Toutes les cellules étaient polygonales et épithélioïdes ; elles étaient rangées avec la plus grande régularité autour de fentes vasculaires remplies de sang. L'intensité de coloration était telle que sur des préparations fines les gouttes de glycogène masquaient le contour des cellules. Il y en avait certainement plus que dans les cellules hépatiques.

Les sarcomes périostiques et les ostéo-sarcomes à développement rapide renferment également une très forte proportion de substance amylacée.

Il est relativement facile d'apprécier le coefficient glycogénique des tumeurs précédentes puisque l'examen peut porter sur un grand nombre de coupes, dans des régions assez distantes les unes des autres.

La recherche est plus délicate sur certaines variétés, tels que le sarcome mélanique et le sarcome angioplastique. Les cellules du sarcome mélanique (qu'elles soient polyédriques ou fusiformes) sont quelquefois envahies dès le début par une telle quantité de pigment variant du jaune au noir, que la réaction en présence de l'iode peut rester indécise. Si l'on veut être fixé sur ce point, il est indispensable d'examiner attentivement la périphérie des nodules sarcomateux dont les cellules ne sont pas encore pigmentées. La réaction caractéristique apparaîtra souvent sur ces dernières, les sarcomes mélaniques ne font donc pas exception. Si le sarcome est infiltré de pigment dans toute sa masse et ne contient aucune cellule incolore, il ne faudra pas s'attarder à la recherche du glycogène, puisqu'il est établi par l'observation que les sarcomes mélaniques sont d'une gravité exceptionnelle. Pour eux, il n'existe pas de forme bénigne, leur dissémination est extrèmement rapide en général.

Les sarcomes angioplastiques ont une évolution tout à fait différente ; elle mérite une mention particulière.

Ceux que nous avons recueillis étaient tous en effet constitués par des amas cruoriques rappelant les caillots anciens des sacs anévrysmaux. Le centre des tumeurs contenait de la fibrine formant des réseaux très déliés englobant dans leurs mailles des cellules lymphatiques, des globules sanguins et des éléments divers à tous les degrés d'altération. La périphérie de la tumeur représentée par une zone extrèmement étroite, sorte d'écorce concentrique à la première, renfermait seule des cellules à contours distincts, parfaitement reconnaissables pour des plaques multinucléées (cellules angioplastiques) creusées parfois de cavités contenant des globules rouges.

C'est dans cette zone, et dans cette zone seule, que les cellules contenaient du glycogène. Dans l'une des observations, la tumeur primitive était née dans le testicule et présentait histologiquement les mêmes particularités. On aurait pu d'après cela prévoir la récidive. Elle s'étendit aux ganglions lombaires, au foie et au poumon, organes habituellement envahis dans les faits de ce genre.

Le groupe des *lymphadénomes* ne peut être distrait des sarcomes, dont ils complètent pour ainsi dire la série. Nous n'entendons par ce mot que les tumeurs lymphadéniques possédant un stroma réticulé, et non pas les altérations ganglionnaires groupées sous l'appellation générale d'adénie. Les premières se développent en tous points du corps et sont à première vue impossibles à distinguer des sarcomes. Elles ont à l'œil nu le même aspect blanchâtre et leurs contours sont festonnés, mais les gros vaisseaux sont moins apparents et moins nombreux.

Le point de départ de ces lymphadénomes n'est pas toujours possible à fixer, surtout quand ils prennent leur origine dans la continuité des membres. L'organe lymphoïde qui a donné naissance à la tumeur peut passer inaperçu.

Citons par exemple une tumeur de l'avant-bras diagnostiquée sarcome et dont l'examen microscopique démontra la nature lymphoïde. Les masses cellulaires uniquement composées de cellules lymphatiques disséquaient au loin les muscles. Le réticulum était fort net, les cellules surchargées de glycogène, les tissus situés à leur contact, y compris les muscles, n'en contenaient pas. Le glycogène, réduit à l'état de gouttelettes très fines, occupait le protoplasma des éléments lymphatiques.

Ce lymphadénome si vivace récidiva très rapidement. S'il s'était agi d'une infiltration purulente c'est l'inverse qui se serait produit, peu de cellules auraient présenté la réaction glycogénique en présence de l'iode.

E. — CHONDROMES

Parmi les tumeurs où la glycogenèse se manifeste activement, nous avons omis de signaler jusqu'à présent les chondromes. Cette omission est justifiée pour deux motifs : 1° Les chondromes généralisés sont rares, puisqu'on en compte un nombre restreint d'observations; 2° Tous les tissus cartilagineux, même les cartilages normaux, contiennent du glycogène, aussi bien les cartilages costaux que les fibro-cartilages élastiques (épiglotte, oreille, fosses nasales), et les nodules cartilagineux de la paroi des bronches.

Le glycogène des cellules cartilagineuses résiste singulièrement aux causes de destruction; on peut le retrouver intact dans le système bronchique de tuberculeux morts de consomption.

A plus forte raison le glycogène se rencontre-t-il dans les néoformations cartilagineuses (ecchondroses, ostéo-chondroses) et surtout dans les chondromes généralisés. La présence dans ces dernières productions n'a donc pas la même valeur *pronostique* que dans les autres tumeurs précédemment énumérées provenant toutes de tissus qui ne contiennent pas de glycogène à l'état normal.

F. — TUMEURS COMPOSÉES

Après cette rapide énumération des formes élémentaires de tumeurs, quelques mots suffiront pour résumer les particularités les plus intéressantes des *tumeurs composées*. L'étude maintes fois répétée de ces tumeurs nous permet de poser cette règle presque absolue : Dans toute tumeur composée les tissus composants se développent au contact les uns des autres comme s'ils étaient isolés. Leur juxtaposition ne paraît donc mettre aucun obstacle à leur marche expansive. Ils se juxtaposent, s'entrelacent et se pénètrent dans les dispositions les plus élégantes et les plus capricieuses, sans qu'il en résulte pour l'un ou l'autre le moindre dommage. Ils se comportent donc en apparence comme des tissus normaux.

Pour avoir une idée de leur énergie respective, il faut alors pratiquer sur eux la recherche du glycogène, et d'après la répartition de cette substance on déterminera la topographie exacte des régions de la tumeur en voie de développement. C'est ainsi que l'on verra la réaction glycogénique prédominer tantôt sur le sarcome et le myxome, tantôt sur les épithéliums cylindriques ou pavimenteux. Mais on trouve des tumeurs composées où presque tous les tissus renferment du glycogène en abondance.

Les formes les plus complètes de ces tumeurs se rencontrent dans l'ovaire, le testicule, la mamelle, la parotide et certaines régions telles que le périnée, la région sacro-coccygienne, les cavités faciales, etc. Nous avons vérifié les lois de la glycogenèse sur plusieurs tumeurs semblables, en particulier du testicule, de la parotide et de l'ovaire.

On sait que lorsque survient une récidive, un seul des tissus constituants y prend part. Il sera curieux de vérifier par la suite si la répartition du glycogène sur la tumeur primitive permet de prévoir quel est celui qui prendra le pas sur les autres. Rappelons que dans une tumeur du testicule à la fois épithéliale et sarcomateuse, le sarcome étant un sarcome angioplastique, toutes les tumeurs secondaires des ganglions et du foie, glycogénées aussi, étaient constituées uniquement par du sarcome angioplastique. Cet exemple est du plus haut intérêt.

G. — TUMEURS BÉNIGNES

(Lipomes, myxomes, fibromes, myomes, angiomes, papillomes, adénomes, kystes.)

Si réellement l'abondance du glycogène contenu dans les tumeurs est en rapport avec la rapidité de leur développement, c'est-à-dire avec leur malignité, l'absence de glycogène doit s'observer dans toutes les néoformations à évolution lente que l'on dénomme, suivant l'usage, tumeurs bénignes. C'est rigoureusement ce qui a lieu.

Cette contre-épreuve établit d'une façon indiscutable l'importance de la recherche du glycogène dans les tumeurs comme élément de pronostic.

On peut examiner avec le soin le plus minutieux toute une série de lipomes, de myxomes, de fibromes sans rencontrer en un seul point la moindre trace de glycogène. C'est que, presque constamment, ces productions ont une évolution torpide et ne présentent guère de recrudescence dans leur marche. Il est difficile de dire que jamais fait contraire ne sera observé, car il est à la rigueur possible qu'une tumeur bénigne qui paraît arrêtée dans son développement depuis une longue période ait atteint les dimensions qu'elle présente en un temps très court. Mais ce fait doit être rare.

Pour les lipomes et les fibromes, pareille question ne peut être soulevée; pour les myxomes, l'objection est valable, d'autant que, si le plus souvent, les myxomes sont des tumeurs à évolution lente, ils sont souvent associés aux sarcomes ou participent même à la formation de tumeurs composées. Leurs cellules contiennent alors beaucoup de glycogène comme nous l'avons signalé dans des productions complexes de la région parotidienne contenant à la fois les trois tissus : sarcome, myxome, épithéliome.

Certaines tumeurs à allure clinique très bénigne peuvent cependant contenir éventuellement du glycogène, par exemple les fibro-myomes utérins. Mais nous savons que ces tumeurs procèdent par poussées et subissent des accroissements considérables pour rester ensuite sans se modifier pendant une période presque indéfinie. Au moment des périodes d'accroissement, les fibres musculaires lisses contiennent beaucoup de glycogène. Hormis ces circonstances, les fibro-myomes sont aglycogénés comme le tissu utérin lui-même.

Cette remarque n'infirme nullement la signification pronostique des accumulations de glycogène dans les épithéliomas et les sarcomes.

D'autres tumeurs également bénignes, comme les *angiomes*, les papillomes, les adénomes et les kystes dont l'évolution se compte par mois et par années, donnent aussi des résultats négatifs. Nous voulons dire presque invariablement négatifs, car, il est possible qu'un papillome, de même qu'un adénome ou un kyste, ait eu, tout au début de sa formation, une évolution assez rapide. Mais, sur l'ensemble des faits, ceux-ci sont exceptionnels, soulignant un accroissement insolite au cours d'une tumeur naturellement bénigne; ainsi avons-nous pu constater dans des régions très limitées sur quelques épithéliums de kystes proligères de l'ovaire une faible quantité de glycogène.

Par conséquent; dans la classe des tumeurs bénignes, la glycogenèse est un phénomène rare, exceptionnel pour ainsi dire; dans la classe des tumeurs envahissantes, épithéliomas, sarcomes et lymphadénomes, la glycogenèse est l'acte biologique le plus saillant, l'acte nécessaire, puisqu'il présente d'autant plus d'intensité que la marche des tumeurs est elle-même plus accusée.

En un mot, le coefficient glycogénique donne la mesure exacte de la gravité d'un néoplasme; il n'est que juste de baser le pronostic d'une tumeur sur son évaluation.

IV

REMARQUES GÉNÉRALES SUR LA GLYCOGÉNIE CELLULAIRE

Il s'agissait pour nous de trouver une méthode d'investigation assez pratique pour en tirer des indications précises sur le pronostic des tumeurs.

La recherche du glycogène nous a donné cette méthode aussi rapide que constante dans ses résultats. Nous avons en effet établi que de toutes les modifications physiologiques imprimées aux tumeurs par l'excès de leur développement, la glycogenèse était la plus évidente. D'une appréciation et d'un contrôle plus faciles que les divers modes de multiplication nucléaire, la glycogenèse s'étend sur un champ d'observation beaucoup plus vaste. Cela veut dire que l'activité des cellules se juge à d'autres mouvements que ceux des noyaux. Ces derniers correspondent à certaines phases de l'activité cellulaire; quant à la glycogenèse, elle précède la division des cellules, elle survit à cette division, elle se maintient dans les éléments dont les besoins nutritifs augmentent sans que leur structure intime soit sensiblement modifiée.

Elle est en somme l'expression d'une nutrition plus intense. Pour donner du phénomène une idée plus générale et plus exacte, ils nous faut revenir sur les conclusions d'études antérieures. Les exemples que nous avons cités plus haut ne concernent en effet que des tumeurs justiciables d'une opération et qui, par conséquent, peuvent être recueillies dans des conditions d'examen absolument comparables.

Mais, nous savons que s'il est préférable de recueillir les pièces fraîches, cela n'est pas indispensable, puisque la glycogenèse s'étend à toutes les tumeurs, y compris celles du pancréas, du foie et des organes profonds Ce serait,en amoindrir l'intérêt que de l'envisager au seul point de vue pronostique. L'importance du phénomène est plus générale, car, au début de toute néoformation tant soit peu active, l'élaboration du glycogène, apparaît comme l'acte biologique nécessaire et universel. Déjà le glycogène est déposé dans la cicatricule, on le retrouve en plus ou moins grande abondance dans les tissus de l'embryon, et à certaines époques du développement on peut accepter que le fœtus baigne dans un véritable lac de glycogène. Cette comparaison n'est pas d'une exactitude absolue en ce sens que le glycogène est toujours contenu dans les cellules et que jamais on ne le trouve à l'état libre. Ainsi, les cellules épidermiques en sont imprégnées dans toute la hauteur de la peau, les muscles en sont remplis, les épithéliums des bronches pénétrés. Il en est de même de presque tous les tissus, des glandes en formation, des membranes connectives et fibro-vasculaires (pie-mère, vessie), des follicules pileux, des artères, des veines, etc. Lorsque les organes sont formés et que le développement se ralentit, les cellules n'en contiennent plus.

Chez l'adulte on ne trouve de glycogène que dans le foie et les muscles, avec intermittences d'ailleurs, plus constamment dans les cartilages et les fibro-cartilages.

La plupart des organes n'en contiennent pas. Nous citerons entre autres le rein, le pancréas, les glandes de l'estomac et de l'intestin, les muqueuses à épithélium stratifié, la peau, la parotide, le sein, les tissus fibreux, les ganglions et les systèmes lymphatiques. Une tumeur vient-elle à se développer aux dépens de l'une quelconque de ces parties, la glycogenèse se manifeste immédiatement. Dans les formes végétantes et généralisées des néoplasmes, elle prend une intensité extraordinaire. Elle suit exactement les tumeurs dans leurs variations; elle est intense, moyenne ou faible suivant que leur marche est rapide, régulière ou lente.

La glycogenèse observée dans les tumeurs ne se distingue en somme par aucune particularité importante de celle que l'on voit se manifester à propos du développement physiologique des tissus. Elle est toutefois beaucoup plus accusée, fait assez naturel, puisque les tissus normaux et les organes de l'embryon se développent d'après un plan harmonique préétabli dont ils ne sauraient s'écarter, tandis que les tumeurs représentent par l'excès même de leur développement des tissus anormaux n'obéissant à aucune règle.

Les végétations indéfinies des épithéliomas pavimenteux et cylindriques, des sarcomes, des tumeurs composées, édifient des masses histioïdes, mais il y a toujours disproportion entre le tissu néoformé et ceux qui l'entourent, entre les masses épithéliales et le tissu conjonctif avoisinant. A plus forte raison, la présence de masses épithéliales ou sarcomateuses dans les ganglions ou les organes situés à distance de la tumeur primitive, peut-elle être considérée comme la négation de toute organisation permanente puisqu'il y a destruction de l'organe envahi par des masses cellulaires ne présentant aucune stabilité. Les néoformations sont toujours reconnaissables, on peut les rapporter à leurs points d'origine, mais on n'explique ni les végétations monstrueuses des masses primitives, ni le nombre souvent incalculable des tumeurs secondaires dans des régions où elles ne semblent avoir aucune raison de se développer. En fait, elles vivent en parasites aux dépens d'organes envahis dont la destruction peut être complète.

Or, toutes les masses secondaires des épithéliomes et des sarcomes constituant des colonies nouvelles dans les organes et les ganglions, sont extrêmement glycogénées, souvent plus, avons-nous dit, que les tissus normaux de l'embryon.

Les tumeurs envahissantes conservent donc, dans leurs migrations, les caractères histologiques et les propriétés biologiques de tissus en voie de développement, mais de tissus monstrueusement développés. Pour ces motifs, elles se séparent des réactions organiques provoquées par les parasites et les agents infectieux. En effet, dans les infections à marche lente, le tissu de réaction ne contient pas de glycogène, et dans les infections suraiguës, non seulement le glycogène n'apparaît en aucun point, mais il abandonne les organes qui en contiennent normalement. On ne saurait imaginer de contraste plus absolu entre les deux ordres de productions. Seules certaines inflammations aiguës provoquent la glycogenèse dans les cellules lymphatiques.

L'étude de la glycogenèse dans les tumeurs démontre qu'elles sont constituées par des fédérations cellulaires dont l'accroissement n'est plus soumis aux lois qui régissent l'évolution normale; ce sont des monstruosités histologiques. En parcourant les descriptions précédentes, on pourra relever un fait curieux qui mérite d'être rappelé. C'est la présence de glycogène dans les cellules d'origine connective. Déjà nous savons que si les cellules épithéliales des tumeurs (cellules de revêtement et cellules glandulaires) présentent des sécrétions dont les qualités chimiques et physiologiques varient, elles se comportent cependant de même dans l'élaboration du glycogène. Cette élaboration est également départie aux sarcomes dont les cellules, privées de sécrétions normales, présentent néanmoins la propriété d'emmagasiner le glycogène. La variété du sarcome importe peu : les cellules fusiformes, polyédriques, vaso-formatives, myxomateuses, peuvent le retenir en proportion considérable dans les tumeurs simples ou composées.

Les tumeurs une fois formées, épithéliales, ou connectives examinées dans leurs centres d'origine et dans leurs foyers secondaires contiennent du glycogène, et en contiennent seules. Elles en assurent l'élaboration, elles l'emmagasinent, l'utilisent et le renouvellent suivant les besoins. Toutes ces opérations relèvent directement de l'activité de leurs cellules, c'est-à-dire que le glycogène n'est pas emprunté au sang pour être incorporé par les cellules, il est fabriqué par elles.

Cette assertion ne peut être acceptée *a priori*; elle réclame quelques observations complémentaires. On pourra remarquer, par exemple, que, en pleine cachexie cancéreuse, au moment où les fonctions digestives languissent, et où l'alimentation est réduite au minimum, les cellules des sarcomes et des épithéliomes continuent à fabriquer du glycogène. Cependant le foie peut en contenir à peine ou même en être totalement privé.

Nous avons fourni des preuves plus directes encore de l'indépendance de la glycogenèse dans les tumeurs, en montrant que des noyaux épithéliomateux, développés dans le foie, pouvaient être chargés de glycogène, alors que les cellules hépatiques en étaient entièrement dépourvues. Ces faits s'observent surtout lorsque le canal cholédoque est oblitéré et que l'imprégnation biliaire des cellules s'oppose à la sécrétion physiologique du glycogène.

D'ailleurs, chez l'embryon, la plupart des cellules épithéliales, conjonctives, endothéliales contiennent pendant longtemps une quantité très appréciable de glycogènes avant que cette substance ait apparu dans le foie. Nous en devons conclure que tous les tissus ont la faculté d'élaborer le glycogène, de l'emmagasiner à l'état de réserve alimentaire, certainement aussi de le transformer en des produits extrêmement nombreux, de l'utiliser enfin pour la formation de parties histologiquement et physiologiquement très différentes.

Le glycogène se retrouve aussi bien dans les assises cellulaires de la peau irritée que dans l'épiderme de l'embryon normal. On peut le rencontrer également dans les divers tissus de l'organisme en dehors de toute intervention du foie. Il représente donc la substance alimentaire par excellence, celle que les cellules utilisent pour leur nutrition intime ou pour l'élaboration de produits plus stables. On trouve par exemple une quantité énorme de glycogène dans les cellules épidermiques de certains crustacés au moment de la mue et de la formation d'une carapace. On constate de même une accumulation considérable de cette substance dans les muqueuses à épithélium pavimenteux en voie de rénovation.

Les métamorphoses du glycogène sont certainement extrêmement nombreuses, car il est toujours présent dans les tissus normaux de l'embryon et les tumeurs en pleine activité quels qu'en soient la nature et le point de départ. Mais entre le dépôt du glycogène dans les cellules et sa transformation ultime, il est impossible de mettre en évidence le terme intermédiaire *sucre*. Et bien que, sous certaines influences, les produits épidermiques, de même que dans les végétaux, la cellulose et le ligneux puissent se transformer en sucre, il n'en est pas moins vrai que l'utilisation du glycogène s'arrête en général aux termes que nous venons de signaler. La substance amylacée subit dans les différentes régions du corps toute une série de mutations intéressantes à suivre, mais dans la succession desquelles le sucre n'apparaît à aucun moment.

D'après cela, les apparences sont que les tissus et les tumeurs en évolution ne forment pas de sucre, de même qu'il nous paraît établi que le glycogène incorporé par elles ne provient pas du sucre déversé par le foie dans la circulation. Si le sucre hépatique est utilisé dans les tumeurs, ce n'est que partiellement; il représente une des sources, et non la plus importante, du glycogène élaboré par les cellules néoplasiques. Cela résulte des observations déjà nombreuses aujourd'hui que nous avons pu relever où l'activité du foie venant à diminuer pendant la période consomptive des tumeurs, le glycogène se trouve en abondance dans les cellules néoformées. On sait en outre que nombreuses sont les circonstances où le glycogène hépatique n'existe qu'en proportion infime : jeûne prolongé, alimentation insuffisante, il fait également defaut lorsque le fonctionnement des cellules du foie est suspendu, comme à la suite des rétentions biliaires prolongées.

Quelle que soit la raison de l'absence du glycogène hépatique, des tumeurs éloignées du foie ou situées dans le foie peuvent en contenir en grande quantité. Par là nous avons la démonstration que les cellules des tumeurs n'empruntent pas leur glycogène au foie, et qu'elles le fabriquent sur place avec les substances qui leur sont apportées par la circulation.

En somme, la glycogenèse est une fonction cellulaire générale et non la propriété exclusive d'un organe différencié pour cette élaboration. Elle est inséparable de l'activité de tous les protoplasmas, et ne peut être localisée ni dans le foie, ni dans les muscles, ni dans les cartilages. Dans toute circonstance où les tissus sont sollicités à une nutrition plus active, ils retrouvent immédiatement cette faculté qu'ils semblaient avoir abandonnée depuis les premières périodes du développement fœtal, d'élaborer, de fixer, et d'utiliser le glycogène.

C'est dans ce sens que l'on pourrait dire que les tumeurs sont des tissus qui font retour à l'état embryonnaire. Mais, nous savons qu'il n'en est rien et que la plupart des tumeurs naissent sur place par développement local aux dépens des cellules adultes préexistantes.

La glycogenèse est, avons-nous dit, dans le foie lui-même une fonction intermittente, des troubles nombreux pouvant l'amoindrir ou la faire disparaître pendant une période assez longue. Cependant, on peut objecter que le foie, dont la structure intime ne se modifie pas, n'est nullement comparable aux tumeurs, qui sans cesse augmentent de volume. Sous ce rapport, il est encore exact de dire que le foie n'est pas l'organe glycogénique unique, puisque, chez l'adulte, des tissus de constitution invariable, comme les muscles et les cartilages, contiennent du glycogène en forte proportion (cartilages costaux, cartilages des bronches et fibrocartilages élastiques de l'épigtotte, de la trachée, du pavillon de l'oreille).

· D'autres tissus habituellement privés de glycogène peuvent présenter éventuellement une accumulation très accusée de cette substance sans modification appréciable de leur structure. Il suffit pour que le phénomène apparaisse d'une légère excitation physiologique; c'est alors que l'épiderme, les épithéliums stratifiés des muqueuses irritées par le voisinage d'une tumeur ou de produits inflammatoires situés à proximité, emmagasinent des réserves glycogéniques. A partir du moment où le glycogène est apparu dans la peau, on le voit persister jusqu'à la destruction complète des cellules épidermiques. S'il s'agit d'une inflammation destructive et ulcéreuse (tuberculose, syphilis) les produits d'inflammation qui caractérisent ces deux maladies ne contiennent habituellement aucune trace de glycogène; cependant, les cellules épidermiques refoulées par ces végétations continuent à prendre la coloration brun rougeâtre sous l'action de l'iode.

Il est ainsi démontré que par simple exaltation des phénomènes physiologiques, et dans des tissus dont la fonction paraît au premier abord essentiellement distincte de celle des glandes, le besoin de glycogène est immédiat. Aussi le voit-on apparaître en grande quantité.

Pour les tumeurs, la question n'est pas absolument du même ordre. La nutrition cellulaire s'y montre plus intense pour deux raisons : c'est tout d'abord que les échanges étant plus actifs, les cellules contiennent une certaine quantité de substance en réserve, comme on le constate dans les observations qui viennent d'être rappelées. Mais les cellules des tumeurs doivent, en plus, subvenir à la prolifération de nombreuses générations cellulaires.

On comprend alors pourquoi la glycogenèse observée présente tant de points communs avec celle que l'on observe chez l'embryon dans les tissus et les organes en voie de développement. On voit également ce qui la distingue de la glycogenèse constatée dans l'épiderme irrité ou dans le foie en plein fonctionnement. La production du glycogène observée dans les tumeurs est plus accusée que dans les tissus de l'embryon, précisément parce qu'elles n'obéissent à aucune règle, à aucun plan d'organisation et que leurs actes nutritifs trahissent à tout instant le désordre et l'excès.

Il nous paraît utile en terminant de faire remarquer que le glycogène élaboré dans les tumeurs ne se comporte pas comme un produit de sécrétion qui devrait être déversé au dehors, mais comme une substance de réserve devant être utilisée sur place. Les notions acquises sur la glycogénie hépatique conduiraient à des conclusions diamétralement opposées puisque tout le glycogène est soi-disant destiné à la formation du sucre.

Mais il existe entre les éléments des tumeurs et les cellules du foie des différences morphologiques et histochimiques considérables. La cellule hépatique considérée autrefois comme ayant seule la propriété d'utiliser le glycogène est une cellule à protoplasma granuleux et opaque. On pourrait croire que cet aspect, commun à un certain nombre de cellules dites sécrétantes des organes, se retrouve dans les tumeurs où la glycogenèse se manifeste avec une grande activité.

Cette présomption ne se trouve pas justifiée. La plupart des cellules très fortement glycogénées, présentent un protoplasma clair presque translucide. Parmi les tumeurs où les cellules offrent cette apparence, il faut citer :

1° Tous les épithéliomas à cellules cylindriques du tube digestif, des conduits excréteurs des glandes, de la muqueuse utérine, de certains adéno-épithéliomes du rein, toutes tumeurs contenant parfois des dépôts glycogéniques extrêmement abondants.

2° Un grand nombre de sarcomes à cellules fusiformes et à cellules polyédriques ou épithéloïdes. Ces derniers sont, à ce point de vue, tout à fait caractéristiques. Qu'on imagine des cellules dont le contour est assez net, le noyau central très visible et le protoplasma complètement transparent. Par le picro-carminate d'ammoniaque, le noyau se montre avec évidence, le protoplasma est à peine teinté. Les mêmes cellules examinées sur des coupes en suspension dans l'alcool, laissent voir des corps réfringents absolument incolores, occupant la plus grande partie du protoplasma : ce sont les blocs de glycogène. Ils se dissolvent rapidement dans l'eau et dans les réactifs en solution aqueuse, ainsi que dans la glycérine. Ces mêmes blocs teintés par l'iode prennent une coloration rouge brun très intense; ils paraissent occuper toute la cellule et souvent cachent le noyau.

Nous pourrions citer d'autres exemples, le résultat serait identique. Des deux séries de faits qui précèdent nous pouvons affirmer que le glycogène n'est pas le produit exclusif de protoplasmas opaques et grenus comme celui

des cellules hépatiques. Le glycogène ne provient pas non plus de cellules
dont les actes sécrétoires sont constants ou même habituels, ainsi qu'on les
observe à la surface des muqueuses ou des acini glandulaires. Les cellules
conjonctives, endothéliales, sarcomateuses, n'ont en effet aucune de ces
propriétés, elles accumulent cependant des granulations glycogéniques en
masses considérables. Cette observation démontre que dans l'ordre biologique l'élaboration de cette substance est une fonction universellement
départie à toutes les cellules de l'organisme.

Les modifications du protoplasma que nous venons d'étudier ne s'observent jamais dans les tumeurs au repos ; elles font défaut dans les néoplasmes
en voie de désintégration. Dans les tumeurs en activité le protoplasma
cellulaire présente-t-il d'autres changements? Nous avons indiqué anté-
rieurement que les granulations protoplasmiques considérées par presque
tous les auteurs comme albuminoïdes se montraient en petite quantité.
C'est ce qui explique pour une part la transparence des cellules épithéliales et conjonctives d'un grand nombre de néoplasmes à marche rapide.
Lorsque ces granulations sont cohérentes, les cellules apparaissent grenues,
sombres et opaques. Les cellules hépatiques, les cellules rénales, présentent normalement cet aspect, les sarcomes à myéloplaxes et les sarcomes
angioplastiques sont parmi les tumeurs celles qui contiennent les granulations les plus apparentes.

Il est en somme assez difficile de se faire une idée des variations des
matériaux albuminoïdes contenus dans les tumeurs. Ce sujet est rempli
d'obscurité, les caractères micro-chimiques qui dénotent les modifications
de toutes ces substances étant encore aujourd'hui incertains. Quant aux
variations objectives, elles ne portent guère que sur la dimension des granulations tantôt fines, tantôt plus volumineuses et comme hydropiques.
Cette dernière apparence annonce presque toujours le début de phénomènes
de désintégration cellulaire sur lesquels nous n'avons pas à insister.

Pour ce qui est de la *graisse*, elle n'apparaît pour ainsi dire jamais dans
les tumeurs en pleine activité. Plus tard, lorsqu'elles se développent avec
moins de vigueur, de grosses vésicules graisseuses peuvent occuper le protoplasma sans que d'ailleurs les cellules soient altérées.

De sorte que dans les tumeurs vivaces à évolution rapide, les phénomènes nutritifs et les actes biologiques semblent n'apporter que des
modifications insignifiantes dans la proportion des matériaux albuminoïdes
et des matières grasses contenues dans les cellules, tandis que l'accumulation du glycogène est vraiment surprenante. A cette période de leur
développement, les cellules ne présentent pas encore l'ensemble de leurs
traits distinctifs. Ainsi, par exemple, si l'on examine un ganglion infiltré
par des cellules devant évoluer ultérieurement sous forme d'épithélioma
colloïde, on verra tout au début des masses cellulaires nettement épithéliales ne sécrétant pas de mucus, mais fortement glycogénées. Plus tard
les cellules présenteront toutes les phases de la métamorphose colloïde

en commençant par la formation de cavités intra-protoplasmiques remplies d'un liquide transparent.

Les cellules des tumeurs sont encore par ce caractère comparables aux cellules de l'embryon où dès l'abord les phénomènes de nutrition et de reproduction sont les seuls que l'on constate. La glycogenèse est par suite la fonction primordiale et nécessaire, elle précède la différenciation morphologique des tissus.

Il existe toutefois entre le développement embryonnaire et celui des tumeurs un contraste formel. Les cellules de l'embryon édifient au bout de peu de temps des systèmes définitifs en vue d'une fonction à accomplir, les tumeurs au contraire s'épuisent en des proliférations désordonnées sans jamais rien édifier de stable. Dans maints endroits, on trouve des ébauches d'organisation; presque toutes avortent. Le tissu prédominant de la tumeur, conjonctif ou épithélial, se développe en effet à l'exclusion des autres et ne se met jamais dans un rapport harmonique avec les tissus de l'économie.

Les considérations précédentes démontrent que comparées aux tissus de l'embryon les tumeurs sont des productions dans lesquelles la glycogenèse est la plus importante de toutes les fonctions.

Le glycogène étant d'autant plus abondant que la tumeur présente un développement plus rapide, *le coefficient glycogénique d'une tumeur indique son degré de malignité.*

Coulommiers. — Imp. P. BRODARD.

MASSON & CIE, ÉDITEURS
LIBRAIRES DE L'ACADÉMIE DE MÉDECINE
120, boulevard Saint-Germain, à Paris.

Monographies.

RÉCENTES PUBLICATIONS MÉDICALES
(Janvier 1899)

CHARCOT — BOUCHARD — BRISSAUD

BABINSKI — BALLET — P. BLOCQ — BOIX — BRAULT — CHANTEMESSE — CHARRIN
CHAUFFARD — COURTOIS-SUFFIT — DUTIL — GILBERT — GUIGNARD — L. GUINON
GEORGES GUINON — HALLION — LAMY — LE GENDRE — MARFAN
MARIE — MATHIEU — NETTER — ŒTTINGER — ANDRÉ PETIT
RICHARDIÈRE — ROGER — RUAULT — SOUQUES — THOINOT
THIBIERGE — FERNAND WIDAL

TRAITÉ DE MÉDECINE
DEUXIÈME ÉDITION
PUBLIÉE SOUS LA DIRECTION DE MM.

BOUCHARD	BRISSAUD
Professeur de pathologie générale	Professeur agrégé
à la Faculté de médecine de Paris	à la Faculté de médecine de Paris
Membre de l'Institut	Médecin de l'hôpital St Antoine

10 volumes grand in-8° avec figures dans le texte
En Souscription jusqu'à la publication du tome II . . . . . **150** francs

Vient de paraître

TOME Ier
1 vol. grand in-8° de 845 pages, avec figures dans le texte. **16** fr.

Les bactéries, par L. GUIGNARD. — *Pathologie générale infectieuse*. par
A. CHARRIN. — *Troubles et maladies de la nutrition*, par PAUL LEGENDRE. —
Maladies infectieuses communes à l'homme et aux animaux, par G.-H. ROGER.

Pour paraître prochainement

TOME II
1 vol. grand in-8° avec figures dans le texte.

Fièvre typhoïde, par A. CHANTEMESSE. *Maladies infectieuses*, par F. WIDAL.
— *Typhus exanthématique*, par L.-H. THOINOT. — *Fièvres éruptives*. par
L. GUINON. — *Diphtérie*, par A. RUAULT. — *Rhumatisme*. par ŒTTINGER.
— *Scorbut*, par TOLLEMER.

TOME III
1 vol. grand in-8°, avec figures dans le texte.

Maladies cutanées, par G. THIBIERGE. *Maladies vénériennes*, par G. THI-
BIERGE. — *Pathologie du sang*, par A. GILBERT. — *Intoxications*, par
H. RICHARDIÈRE.

Traité
de Chirurgie

Publié sous la direction

DE MM.

Simon DUPLAY

Professeur de clinique chirurgicale à la Faculté
de médecine de Paris
Chirurgien de l'Hôtel-Dieu
Membre de l'Académie de médecine

Paul RECLUS

Professeur agrégé à la Faculté de médecine de Paris
Secrétaire général de la Société de chirurgie
Chirurgien des hôpitaux
Membre de l'Académie de médecine

PAR MM.

**BERGER. — BROCA. — DELBET. — DELENS. — DEMOULIN. — J.-L. FAURE
FORGUE. — GÉRARD-MARCHANT. HARTMANN. — HEYDENREICH
JALAGUIER. — KIRMISSON. — LAGRANGE. LEJARS
MICHAUX. — NÉLATON. — PEYROT. PONCET. QUÉNU. RICARD
RIEFFEL. — SEGOND. — TUFFIER. — WALTHER**

DEUXIÈME ÉDITION, ENTIÈREMENT REFONDUE

8 forts volumes grand in-8° avec nombreuses figures dans le texte.

Prix pour les souscripteurs. . . . . **150** fr.

TOME PREMIER. 1 fort vol. de 912 pages avec 218 figures. . **18** fr.
Reclus. Inflammations. — Traumatismes. — Maladies virulentes. Quénu. Des tumeurs. —
Broca. Peau et tissu cellulaire sous-cutané. — Lejars. Lymphatiques, muscles, synoviales
tendineuses et bourses séreuses.

TOME II. 1 fort vol. de 996 pages avec 361 figures . . . . **18** fr.
Lejars. Nerfs.—Michaux. Artères. — Quénu. Maladie des veines. Ricard et Demoulin. Lésions
traumatiques des os. — Poncet. Affections non traumatiques des os.

TOME III. 1 fort vol. de 940 pages avec 285 figures . . . . **18** fr.
Nélaton. Traumatismes, entorses, luxations, plaies articulaires. — Lagrange. Arthrites infectieuses et inflammatoires. — Quénu. Arthropathies. Arthrites sèches. Corps étrangers
articulaires. Gérard-Marchant. Maladies du crâne. — Kirmisson. Maladies du rachis.

TOME IV. 1 fort vol. de 896 pages avec 354 figures.. . . . **18** fr.
Delens. Œil et annexes. — Gérard-Marchant. Nez, fosses nasales, pharynx nasal et sinus. —
Heydenreich. Mâchoires.

TOME V. 1 fort vol. de 948 pages avec 187 figures. . . . . **20** fr.
Broca. Vices de développement de la face et du cou. Face, lèvres, cavité buccale, gencives,
langue, palais et pharynx. — Hartmann. Plancher buccal, glandes salivaires, œsophage et
larynx. Broca. Corps thyroïde. — Walther. Maladies du cou. Peyrot. Poitrine. —
Delbet. Mamelle.

TOME VI. 1 fort vol. de 1127 pages avec 218 figures. . . . **20** fr.
Michaux. Parois de l'abdomen. Berger. Hernies. — Jalaguier. Contusions et plaies de
l'abdomen. Lésions traumatiques et corps étrangers de l'estomac et de l'intestin. —
Hartmann. Estomac. Jalaguier. Occlusion intestinale. Péritonites. Appendicite. — Faure
et Rieffel. Rectum et Anus. — Quénu. Mésentère. Rate. Pancréas. — Segond. Foie.

TOME VII. 1 fort vol. avec figures dans le texte (*Pour paraître en février 1899*).
Walther. Bassin.—Rieffel. Affections congénitales de la région sacro coxygienne.—Tuffier. Rein.
Vessie. Uretères. Capsules surrénales. Forgue. Urèthre et prostate. Reclus. Organes
génitaux de l'homme.

TOME VIII. 1 fort vol. avec figures dans le texte.
P. Delbet. Maladies de l'utérus. Michaux. Vulve et Vagin — Segond. Annexes de l'utérus,
ovaires, trompes, ligaments larges, péritoine pelvien. — Kirmisson. Maladies des membres.

Traité

d'Anatomie Humaine

PUBLIÉ SOUS LA DIRECTION DE

P. POIRIER   et   **A. CHARPY**

Professeur agrégé à la Faculté
de médecine de Paris
Chirurgien des hôpitaux

Professeur d'anatomie
à la Faculté de medecine
de Toulouse

PAR MM.

A. CHARPY

Professeur d'anatomie
à la Faculté de Toulouse

A. NICOLAS

Professeur d'anatomie
à la Faculté de Nancy

A. PRENANT

Professeur d'histologie
à la Faculté de Nancy

P. POIRIER

Professeur agrégé à la
Faculté de médecine de Paris
Chirurgien des hôpitaux

P. JACQUES

Professeur agrégé
à la Faculté de Nancy
Chef des travaux anatomiques

RIEFFEL

Chef des travaux anatomiques à
la Faculté de médecine de Paris
Chirurgien des hôpitaux

4 volumes grand in-8°. En souscription : 125 fr.

*Chaque volume est illustré de nombreuses figures, la plupart tirées en plusieurs couleurs,
d'après les dessins originaux de MM. Ed. CUYER et A. LEUBA.*

M. P. POIRIER s'est associé pour la direction de cette importante
publication son ami et collaborateur Adrien CHARPY, professeur d'anatomie à la Faculté de médecine de Toulouse. En réunissant leurs efforts
les directeurs pourront en hâter l'achèvement et le mener à bonne fin
dans le courant de l'année 1899.

ÉTAT DE LA PUBLICATION (1ᵉʳ janvier 1899)

TOME I. — **(Deuxième édition, revue
et augmentée).** — *Embryologie.* —
Ostéologie. — *Arthrologie.*
Un volume grand in-8° avec 814 figures.
20 fr.

TOME II. — 1ᵉʳ Fascicule : *Myologie.*
Embryologie. Histologie. Peauciers
et aponévroses.
Un volume grand in-8° avec 312 figures.
12 fr.

2° Fascicule : *Angéiologie.* (Cœur et Artères.) Histologie.
Un volume grand in-8° avec 145 figures.
8 fr.

3° Fascicule : *Angéiologie.* Capillaires.
Veines.
Un volume grand in-8° avec 75 figures.
6 fr.

TOME III. — 1ᵉʳ Fascicule : *Système
nerveux.* Méninges. Moelle. Encé-
phale. Embryologie. Histologie.
Un volume gr. in-8° avec 201 figures.
10 fr.

2° Fascicule : *Système nerveux.* Encé-
phale.
Un volume gr. in 8° avec 206 figures.
12 fr.

TOME IV. — 1ᵉʳ Fascicule : *Tube
digestif.* Développement. Bouche.
Pharynx. Œsophage. Estomac. Intestin.
Un volume grand in-8° avec 158 figures.
12 fr.

2° Fascicule : *Appareil respiratoire.*
Larynx. Trachée. Poumons. Plèvre.
Thyroïde. Thymus.
Un volume grand in 8° avec 121 figures.
6 fr.

IL RESTE A PUBLIER

Un fasc. du tome II. (*Lymphatiques.*) Un fasc. du tome III. (*Nerfs périphériques.
Organes des sens.*) Un fascicule du tome IV. (*Organes génito-urinaires.*)

Traité de Physiologie, par J.-P. MORAT, professeur

à l'Université de Lyon, et **Maurice DOYON**, professeur agrégé à la Faculté de médecine de Lyon. 5 vol. gr. in-8° avec nombreuses figures noires et en couleurs. *En souscription*. . . . . **50 fr.**

> I. Fonctions de nutrition : *Circulation*, par M. DOYON ; *Calorification*, par J.-P. MORAT. 1 vol. grand in-8° avec 173 fig. noires et en couleurs . . . . **12 fr.**

Code pratique des honoraires médicaux,

ouvrage indispensable aux médecins, chirurgiens, sages-femmes, chirurgiens dentistes, pharmaciens, étudiants, par le Dʳ **Ch. FLOQUET**, médecin en chef du Palais de justice et du Tribunal de commerce, membre de la Société de médecine légale de France, licencié en droit, avec une préface de M. le professeur **BROUARDEL**, doyen de la Faculté de médecine de Paris. 2 vol. in-18 jésus de 746 pages. **10 fr.**

Les défenses naturelles de l'organisme ; *leçons professées au Collège de France,* par A. CHAR-

RIN, professeur remplaçant au Collège de France, directeur du laboratoire de médecine expérimentale (Hautes-Études), ancien vice-président de la Société de Biologie. médecin des hôpitaux. 1 volume in-8° . . . . **6 fr.**

Consultations médicales sur quelques maladies fréquentes. *Quatrième édition, revue et*

considérablement augmentée, suivie de **quelques principes de Déontologie médicale** et précédée de **quelques règles pour l'examen des malades,** par le Dʳ **J. GRASSET**, professeur de clinique médicale à l'Université de Montpellier, correspondant de l'Académie de médecine. 1 volume in-16, reliure souple, peau pleine . . . . **4 fr. 50**

Traité des maladies chirurgicales d'origine congénitale, par le Dʳ E. KIRMISSON, professeur

agrégé à la Faculté de médecine, chirurgien de l'Hôpital Trousseau, membre de la Société de Chirurgie. 1 vol. grand in-8° avec 311 figures dans le texte et 2 planches en couleurs.. . . . . **15 fr.**

Traité d'Ophtalmoscopie, par Étienne ROLLET,

professeur agrégé à la Faculté de médecine, chirurgien des hôpitaux de Lyon. 1 vol. in-8° avec 50 photographies en couleurs et 75 figures dans le texte, cartonné toile, tranches rouges. . . . . **9 fr.**

DUCLAUX (E.), membre de l'Institut, professeur à la Sorbonne et à l'Institut agronomique, Directeur de l'Institut Pasteur.

> ***Traité de Microbiologie.*** I. *Microbiologie générale*, 1 vol. grand in-8°. avec figures dans le texte. . . . . **15** fr.
>
> II. *Diastases, toxines et venins*, 1 vol. grand in-8°, avec figures dans le texte . . . . **15** fr.

DIEULAFOY (G.), professeur de clinique médicale à la Faculté de médecine de Paris, médecin de l'Hôtel-Dieu, membre de l'Académie de médecine.

> ***Clinique médicale de l'Hôtel-Dieu*** (1896-1897). 1 vol. grand in-8. avec figures dans le texte et 1 planche hors texte. **10** fr.
>
> ***Clinique médicale de l'Hôtel-Dieu*** (1897-1898). 1 vol. grand in-8°, avec figures dans le texte . . . . **10** fr.
>
> ***Manuel de Pathologie interne.*** *Dixième édition revue et augmentée.* 4 vol. in-16 diamant avec figures en noir et en couleurs, cartonnés à l'anglaise, tranches rouges . . . . **28** fr.

HAYEM (Georges), membre de l'Académie de médecine, professeur à la Faculté de médecine de Paris.

> ***Leçons de Thérapeutique :*** *Les médications.* 4 vol. gr. in-8°. **36** fr.
>
> *Les agents physiques et naturels.* 1 vol. gr. in-8°, avec figures et carte. . . . . **12** fr.

DUVAL (Mathias), professeur d'histologie à la Faculté de médecine de Paris, membre de l'Académie de médecine.

> ***Précis d'Histologie.*** 1 fort vol. grand in-8°, avec 408 figures dans le texte. . . . . **18** fr.

PANAS (Ph.), professeur de clinique ophtalmologique à la Faculté de médecine de Paris, chirurgien de l'Hôtel-Dieu, membre de l'Académie de médecine.

> ***Leçons de clinique ophtalmologique*** professées à l'Hôtel-Dieu, recueillies et publiées par le Dr A. CASTAN, de Béziers. 1 vol. in-8° avec figures dans le texte. . . . . **5** fr.

PONCET (A.), professeur de clinique chirurgicale à la Faculté de médecine de Lyon, chirurgien en chef de l'Hôtel-Dieu, et **L. BÉRARD**, chef de clinique à la Faculté de médecine de Lyon, ancien interne des hôpitaux.

> ***Traité clinique de l'actinomycose humaine, des pseudo-actinomycoses et de la botryomycose.*** 1 vol. in-8°, avec 45 figures dans le texte et 4 planches hors texte en couleurs. . . . **12** fr.

LAVERAN (A.), membre de l'Académie de médecine, membre correspondant de l'Institut de France et de l'Académie de médecine de St-Pétersbourg.

> ***Traité du Paludisme.*** 1 vol. grand in 8°, avec 27 figures dans le texte et 1 planche en couleurs. . . . . **10** fr.

WALLER (Augustus), M.D., F.R.S., professeur de physiologie au Saint-Mary's Hospital, à Londres.

> ***Éléments de Physiologie humaine,*** traduit de l'anglais par le Dr HERZEN, professeur de physiologie à l'Université de Lausanne. 1 vol. in-8°, avec 311 figures dans le texte . . . . **14** fr.

Traité
de Gynécologie

CLINIQUE ET OPÉRATOIRE

Par le Dʳ Samuel POZZI

Professeur agrégé à la Faculté de médecine, Chirurgien de l'hôpital Broca,
Membre de l'Académie de médecine

TROISIÈME ÉDITION, REVUE ET AUGMENTÉE

1 vol. in-8° de XXII-1270 pages, avec 628 fig. dans le texte. Relié toile. .   **30 fr.**

Je n'ai pas à faire l'éloge de ce traité qui, traduit en allemand. en anglais, en espagnol, en italien et en russe, a fait connaitre la gynécologie française au monde entier. La troisième edition aura tout le succès des deux premières, si rapidement epuisées, parce que, comme ses sœurs ainées, elle a le mérite de contenir et de mettre au point les découvertes les plus récentes, sans rien négliger des acquisitions anterieures de la science gynécologique.

..... L'ordonnance générale du traité n'est pas changée, mais de nombreuses additions et des figures multiples sont venues l'enrichir. La thérapeutique chirurgicale des opérations pelviennes, en particulier, a été completement revisee, et M. Pozzi, tout en restant laparotomiste convaincu, reconnait à l'hystérectomie vaginale la large place qui lui est due.... Au point de vue thérapeutique, je mentionnerai, comme nouvelles, les pages relatives aux différents procédés d'hystéropexie vaginale recommandés ces derniers temps, celles qui sont consacrées au traitement chirurgical du prolapsus et de périnéorrhaphie dont l'auteur donne un nouveau procédé, enfin, et surtout, un petit chapitre relatif à la chirurgie conservatrice des ovaires (résection, ignipuncture). — L'anatomie pathologique et la bactériologie tiennent une grande place; de nombreuses figures originales inédites viennent tres heureusement compléter des descriptions qui seraient un peu ardues à la simple lecture.

E. BONNAIRE (*Presse médicale,* 2 janvier 1897).

Précis d'Obstétrique

PAR MM.

A. RIBEMONT-DESSAIGNES
Agrégé de la Faculté de médecine,
Accoucheur de l'hôpital Beaujon
Membre de l'Académie de médecine

G. LEPAGE
Professeur agrégé à la Faculté de médecine de Paris,
Accoucheur de l'hôpital de la Pitie

QUATRIÈME ÉDITION

AVEC 590 FIGURES DANS LE TEXTE DONT 437 DESSINÉES PAR M. **RIBEMONT-DESSAIGNES**

1 vol. grand in-8° de XXIV-1405 pages, relié toile.. . . . .   **30 fr.**

Le Précis d'Obstétrique de MM. Ribemont Dessaignes et Lepage est un bel et bon ouvrage, appele à rendre de grands services aux praticiens par son plan et son exécution qui sont parfaits. Tenant le milieu entre les Manuels qui tentent les étudiants, mais ne leur apprennent pas grand'chose, et les traités magistraux qu'ils n'ont guere le temps ni les moyens d'aborder, cet ouvrage nous parait réaliser parfaitement le but des auteurs, d'être un livre d'enseignement proprement dit. Et cet enseignement, c'est, dans ses grandes lignes, celui de M. Tarnier et de M. Pinard.

(*Revue scientifique.*)

Cet ouvrage est appelé à rendre de grands services, non seulement à l'étudiant qui prépare ses examens, mais aussi au praticien, abandonné qu'il est, la plupart du temps, au milieu des multiples difficultés de la clinique, et avec une instruction pratique souvent insuffisante....

... Ce précis est donc le résumé très complet et très clair de l'art des accouchements; il est pratique pour le clinicien et l'étudiant, en même temps qu'intéressant pour le savant, et les auteurs seront récompensés de leur travail considérable par le succes qui les attend.

(*Revue de chirurgie.*)

BIBLIOTHÈQUE
d'Hygiène thérapeutique

DIRIGÉE PAR

Le Professeur PROUST

Membre de l'Académie de médecine, Médecin de l'Hôtel-Dieu,
Inspecteur général des Services sanitaires.

Chaque ouvrage forme un volume in-16, cartonné toile, tranches rouges
et est vendu séparément : **4 fr.**

Chacun des volumes de cette collection n'est consacré qu'à une seule maladie ou à un seul groupe de maladies. Grâce à leur format, ils sont d'un maniement commode. D'un autre côté, en accordant un volume spécial a chacun des grands sujets d'hygiène thérapeutique, il a été facile de donner à leur développement toute l'étendue nécessaire.

L'hygiène thérapeutique s'appuie directement sur la pathogénie; elle doit en être la conclusion logique et naturelle. La genèse des maladies sera donc étudiée tout d'abord. On se préoccupera moins d'être absolument complet que d'être clair. On ne cherchera pas à tracer un historique savant, à faire preuve de brillante érudition, à encombrer le texte de citations bibliographiques. On s'efforcera de n'exposer que les données importantes de pathogénie et d'hygiène thérapeutique et à les mettre en lumière.

VOLUMES PARUS :

L'Hygiène du Goutteux, par le Professeur PROUST et A. MATHIEU, médecin de l'hôpital Andral.

L'Hygiène de l'Obèse, par le Professeur PROUST et A. MATHIEU, médecin de l'hôpital Andral.

L'Hygiène des Asthmatiques, par E. BRISSAUD, professeur agrégé, médecin de l'hôpital Saint-Antoine.

L'Hygiène du Syphilitique, par H. BOURGES, préparateur au laboratoire d'hygiène de la Faculté de médecine.

Hygiène et thérapeutique thermales, par G. DELFAU, ancien interne des hôpitaux de Paris.

Les Cures thermales, par G. DELFAU, ancien interne des hôpitaux de Paris.

L'Hygiène du Neurasthénique, par le Professeur PROUST et G. BALLET, professeur agrégé, médecin des hôpitaux de Paris.

L'Hygiène des Albuminuriques, par le Dr SPRINGER, ancien interne des hôpitaux de Paris, chef du laboratoire de la Faculté de médecine à l'hôpital de la Charité.

L'Hygiène des Tuberculeux, par le Dr CHUQUET, ancien interne des hôpitaux de Paris, médecin consultant à Cannes, avec une préface du Dr DAREMBERG, correspondant de l'Académie de médecine.

Hygiène et thérapeutique des maladies de la bouche, par le Dr CRUET, dentiste des hôpitaux de Paris, avec une préface du Pr LANNELONGUE, membre de l'Institut.

VOLUMES A PUBLIER :

L'Hygiène du Diabétique, par le professeur PROUST et A. MATHIEU, médecin de l'hôpital Andral. (*Sous presse.*)

L'Hygiène des Maladies du Cœur, par le Dr VAQUEZ, médecin des hôpitaux de Paris. (*Sous presse.*)

L'Hygiène des Maladies de la Peau, par le Dr THIBIERGE, médecin de l'hôpital de la Pitié.

L'Hygiène des Dyspeptiques, par le Dr LINOSSIER.

Traité des
Maladies de l'Enfance

PUBLIÉ SOUS LA DIRECTION DE MM.

J. GRANCHER

PROFESSEUR A LA FACULTÉ DE MÉDECINE DE PARIS
MEMBRE DE L'ACADÉMIE DE MÉDECINE, MÉDECIN DE L'HOPITAL DES ENFANTS MALADES

J. COMBY

MÉDECIN DE L'HOPITAL DES ENFANTS MALADES

A.-B. MARFAN

AGRÉGÉ, MÉDECIN DES HOPITAUX

5 forts volumes grand in-8, avec figures dans le texte . . . . . .   **90 francs**

TOME Iᵉʳ. — 1 vol. grand in-8° de 816 pages avec figures dans le texte. . . . .   **18 fr.**
  Préface. — Physiologie et hygiène de l'enfance. — Considérations thérapeutiques
  sur les maladies de l'enfance. — Maladies infectieuses.
TOME II. — 1 vol. grand in-8° de 818 pages avec figures dans le texte. . . . . .   **18 fr.**
  Maladies générales de la nutrition. — Maladies du tube digestif.
TOME III. — 1 vol. grand in-8° de 950 pages avec figures dans le texte . . . . .   **20 fr.**
  Abdomen et annexes.   Maladies de l'appareil circulatoire. — Nez, larynx et
  annexes.
TOME IV — 1 vol. grand in-8° de 880 pages avec figures dans le texte . . . . . .   **18 fr.**
  Maladies des bronches, du poumon, des plèvres. — Maladies du système nerveux.
TOME V — 1 vol. grand in-8° de 890 pages avec figures dans le texte. . . . . . .   **18 fr.**
  Organes des sens. — Maladies de la peau. — Maladies du fœtus et du nouveau né.
  — Maladies chirurgicales des os; articulations, etc. — Table alphabétique des ma-
  tières des cinq volumes.

Traité de
Thérapeutique Chirurgicale

PAR

Émile FORGUE

Professeur de clinique chirurgicale
à la Faculté de médecine de Montpellier
Membre correspondant de la Société de chirurgie
Chirurgien en chef de l'hôpital Saint Eloi
Médecin major hors cadre

Paul RECLUS

Professeur agrégé
à la Faculté de médecine de Paris
Chirurgien de l'hopital Laennec
Secrétaire général de la Société de chirurgie
Membre de l'Académie de médecine

DEUXIÈME ÉDITION ENTIÈREMENT REFONDUE

AVEC 472 FIGURES DANS LE TEXTE

2 volumes grand in-8° de 2116 pages . . . . . .   **34 fr.**

C'est un livre nouveau plutôt qu'une édition nouvelle que viennent de faire paraître MM. FORGUE et RECLUS. Nombreux sont en effet les chapitres inédits dans cet ouvrage, et il n'est pour ainsi dire pas de page où quelque addition n'ait été apportée. Nous retrouvons partout les qualités dominantes qui nous avaient déjà frappé lors de la première édition, c'est-à-dire la clarté de l'exposition, la simplicité du plan, et surtout la sage discussion des interventions chirurgicales. Les auteurs ont en effet comblé une lacune dans la bibliographie chirurgicale en donnant un livre qui soit à la fois une œuvre de médecine opératoire clinique et en même temps un traité des indications, et l'on comprend facilement que le succès d'un pareil travail ait obligé les auteurs à en publier rapidement une deuxième édition. Dans celle-ci on peut se rendre compte en quelque sorte des progrès, des modifications qui sont survenues depuis ces dernières années dans la thérapeutique chirurgicale...

(Lyon-médical, 13 février 1898.)

39065. — Imprimerie LAHURE, rue de Fleurus, 9, à Paris.

9 782016 162637